Osteoporose Dialog

W0299859

Mit freundlicher Empfehlung
überreicht von
Strathmann AG, Hamburg

Osteoporose Dialog

100 Fragen – 100 Antworten

Johann D. Ringe

7 Abbildungen
15 Tabellen

2000
Georg Thieme Verlag
Stuttgart · New York

Prof. Dr. Johann D. Ringe
Klinikum Leverkusen
Akademisches Lehrkrankenhaus
der Universität Köln
Dhünnberg 60
51375 Leverkusen

Die Deutsche Bibliothek – CIP-Einheitsaufnahme

Ringe, Johann D.:
Osteoporose Dialog:
100 Fragen – 100 Antworten /
Johann D. Ringe. – Stuttgart ;
New York : Thieme, 2000

© 2000 Georg Thieme Verlag
Rüdigerstraße 14
70469 Stuttgart

Printed in Germany

Umschlaggrafik: Stefan Killinger, Kornwestheim
Grafiken: Ziegler + Müller, Kirchentellinsfurt
Satz: Ziegler + Müller, Kirchentellinsfurt System: 3B2 (6.05)
Druck: Grammlich, Pliezhausen
Buchbinder: F. W. Held, Rottenburg

ISBN 3-13-105551-0

1 2 3 4 5 6

Wichtiger Hinweis: Wie jede Wissenschaft ist die Medizin ständigen Entwicklungen unterworfen. Forschung und klinische Erfahrung erweitern unsere Erkenntnisse, insbesondere was Behandlung und medikamentöse Therapie anbelangt. Soweit in diesem Buch eine Dosierung oder eine Applikation erwähnt wird, darf der Leser zwar darauf vertrauen, daß Autoren, Herausgeber und Verlag große Sorgfalt darauf verwandt haben, daß diese Angabe dem **Wissensstand bei Fertigstellung des Buches** entspricht.

Für Angaben über Dosierungsanweisungen und Applikationsformen kann vom Verlag jedoch keine Gewähr übernommen werden. **Jeder Benutzer ist angehalten,** durch sorgfältige Prüfung der Beipackzettel der verwendeten Präparate und gegebenenfalls nach Konsultation eines Spezialisten festzustellen, ob die dort gegebene Empfehlung für Dosierungen oder die Beachtung von Kontraindikationen gegenüber der Angabe in diesem Buch abweicht. Eine solche Prüfung ist besonders wichtig bei selten verwendeten Präparaten oder solchen, die neu auf den Markt gebracht worden sind. **Jede Dosierung oder Applikation erfolgt auf eigene Gefahr des Benutzers.** Autoren und Verlag appellieren an jeden Benutzer, ihm etwa auffallende Ungenauigkeiten dem Verlag mitzuteilen.

Geschützte Warennamen (Warenzeichen) werden **nicht** besonders kenntlich gemacht. Aus dem Fehlen eines solchen Hinweises kann also nicht geschlossen werden, daß es sich um einen freien Warennamen handelt.

Das Buch, einschließlich aller seiner Teile, ist urheberrechtlich geschützt. Jede Verwertung außerhalb der engen Grenzen des Urheberrechtsgesetzes ist ohne Zustimmung des Verlages unzulässig und strafbar. Das gilt insbesondere für Vervielfältigungen, Übersetzungen, Mikroverfilmungen und die Einspeicherung und Verarbeitung in elektronischen Systemen.

Vorwort

Die Osteoporose ist eine Volkskrankheit, mit der Ärzte verschiedener Fachgebiete täglich konfrontiert werden. Der Wissens- und Ausbildungsstand bezüglich Diagnostik, Prävention und Therapie, aber speziell auch Abgrenzung anderer Osteopathien und differenzierter Therapiekonzepte, hält jedoch mit der zunehmenden sozioökonomischen Bedeutung der unterschiedlichen Osteoporoseformen in der Regel nicht Schritt. Entsprechend groß ist die Unsicherheit in der Patientenbetreuung in der täglichen Praxis. Es ergeben sich zwangsläufig zahlreiche Fragestellungen, und das Interesse an klaren Statements und praktischen Empfehlungen ist groß.

Drei kürzlich durchgeführte Fortbildungsveranstaltungen unter dem Titel „Osteoporose Dialog" mit niedergelassenen Orthopäden, praktischen Ärzten, Internisten und Gynäkologen mit Fragen und Antworten zur Osteoporose fanden eine extrem positive Resonanz. Die dabei von den Kollegen aufgeworfenen Originalfragen haben wir gesammelt, geordnet und einschließlich Antworten bearbeitet. Es resultierte das vorliegenden Taschenbuch, das sicher für alle mit der Osteoporose konfrontierte Ärzte sehr hilfreich sein kann.

Die 100 wichtigsten Fragen sind nach den Themenschwerpunkten Epidemiologie, Risikofaktoren, klinisches Bild, Diagnostik, Prävention, Therapie sowie spezielle Fragen zur senilen Osteoporose, Osteoporose das Mannes und sekundäre Osteoporosen geordnet. Diese Gliederung und das Sachverzeichnis werden dem Interessierten ein rasches Auffinden der für ihn wichtigen Fragen erlauben.

Leverkusen, im Juni 2000

Johann D. Ringe

Namen der Kollegen, die durch ihre Mitarbeit die Entstehung dieses Buches ermöglicht haben

Abeln, Manfred, Dr. med.
42651 Solingen

Andt, Jörn, Dr. med.
78315 Radolfzell

Armbrecht, Uwe, Dr. med.
30449 Hannover

Berger, Volker, Dipl. med.
35708 Haiger

Bihl, Albrecht, Dr. med.
78628 Rottweil a. N.

Blad, Peter, Dr. med.
57572 Niederfischbach

Braese, Matthias, Dr. med.
95303 Kulmbach

Braun, Jürgen
26826 Weener

Breimann, Eugen, Dr. med.
47139 Duisburg

Bucsenez, Eckard, Dipl. med.
47198 Duisburg

Budi, Detlef Klaus, Dr. med.
55411 Bingen/Rhein

Chehadé, Farouk, Dipl. med.
56288 Kastellaun

Deckers, Hildegard, Dr. med.
79115 Freiburg

Dörner, Hans E., Dr. med.
35075 Gladenbach

Engel, Hans, Dr. med.
60598 Frankfurt

Ernst, Frank, Dr. med.
23650 Lübeck

Frank, K.-J., Dr. med.
79104 Freiburg i. Br.

Glück, Heinz, Dr. med.
81243 München

Hassler, Elke-Marie, Dr. med.
91074 Herzogenaurach

Hassler, Wolfgang, Dr. med.
91074 Herzogenaurach

Hellmund, Walter, OMR Dr. med.
01773 Altenberg

Karl, Andreas, Dr. med.
14129 Berlin

Kneer, Werner, Dr. med.
78333 Stockach

Krug-Morales Sarab, Marianne, Dr. med.
60313 Frankfurt

Müller-Reiter, Cornelia, Dr. med.
97922 Lauda

Müller-Reiter, Stefan, Dr. med.
97922 Lauda

Papaikonomou, Agesilaos, Dr. med.
63486 Bruchköbel

Poetzschner, Reinald, Dipl. med.
07549 Gera

Porstner, Thomas, Dipl. med.
04849 Bad Düben

Precht, Barbara, Dr. med.
67433 Neustadt

Reiner, Thomas, Dr. med.
93413 Cham

Schaefer, Stefan, Dr. med.
97688 Bad Kissingen

Schrepfer, Joachim, Dr. med.
97070 Würzburg

Schröder, Werner, Dr. med.
04509 Delitzsch

Stojkovic, Slobodan, Dr.
41747 Viersen

Straub, Mechthild, Dr. med.
96317 Kronach

Tari, Selahattin, Dr. med.
31582 Nienburg

Waas, Christian, Dr. med.
94327 Bogen

Waas, Renate, Dr. med.
94327 Bogen

Weber, Ralf, Dr. med.
97980 Bad Mergentheim

Zaki, Robert, Dr. med.
41462 Neuss

Zaki, Ingrid, Dr. med.
41462 Neuss

Zander, Gerd, Dr. med.
30419 Hannover

Zemke, Andreas, Dr. med.
12051 Berlin

Inhaltsverzeichnis

Epidemiologie

1 Ist Osteoporose allein eine Erkrankung der Industrieländer? Gibt es Rassenunterschiede?

Kurzantwort: Die Osteoporoseerkrankung wird in allen Ländern und bei allen Rassen beobachtet, allerdings mit erheblichen Unterschieden in der Prävalenz.

Detaillierte Antwort: Die dominierende Häufigkeit der Osteoporose in den westlichen Industrieländern liegt im wesentlichen an der hohen Lebenserwartung (Frauen im Mittel 81, Männer 77 Jahre) und an einer Vielzahl von Risikofaktoren des Lebensstils in diesen sog. entwickelten Ländern. So sind z.B. Bewegungsmangel, ungünstige Ernährungsfaktoren und Genußmittel häufiger skelettschädigend wirksam als in ärmeren Ländern. Das bedeutet, daß sich in den Ländern der sog. Dritten Welt mit Zunahme von Lebensstandard und Lebenserwartung das Problem der Osteoporose generell auch verschärfen wird.

Gewisse Unterschiede, bedingt durch genetische und soziokulturelle Faktoren, bleiben zwischen einzelnen Populationen erhalten. So sind z.B. eindeutige Unterschiede in der Prävalenz der Osteoporose zwischen der kaukasischen-weißen Rasse und den Schwarzafrikanern gesichert. Letztere entwickeln eine deutlich höhere Peak Bone Mass als Kaukasier und Asiaten. Eine genetisch bedingte höhere Inzidenz von Laktoseintoleranz in Fernost könnte dort die Prävalenz der Osteoporose verstärken.

Schließlich dürften unterschiedliche Ernährungsgewohnheiten, körperliche Aktivität und geschlechtsbezogene unterschiedliche Aufgabenverteilungen im täglichen Leben (z.B. bevorzugter Einsatz der Frauen bei körperlicher Arbeit in einigen Ländern) die Prävalenz der Osteoporose bzw. die Inzidenz osteoporotischer Frakturen modifizieren.

Tab. **1** Faktoren, welche die Unterschiede in der Osteoporose-Prävalenz in bestimmten Populationen determinieren

1.	jeweilige mittlere Lebenserwartung von Männern und Frauen
2.	genetische Unterschiede bezüglich Osteoporoserisiko, Laktoseintoleranz u.a.
3.	soziokulturelle Unterschiede (Lebensstil, Ernährung, Arbeit, Freizeit)

2 Wie häufig ist die Osteoporose in Deutschland?

Kurzantwort: Zur Häufigkeit der Osteoporose insgesamt in Deutschland gibt es immer noch keine befriedigenden epidemiologischen Daten. Insgesamt sind ca. 10% der Bevölkerung, d.h. etwa 8 Millionen Einwohner, mehr oder weniger betroffen.

Detaillierte Antwort: Aussagen zur Osteoporosehäufigkeit in Deutschland beruhen überwiegend auf Schätzungen und Hochrechnungen. Dabei sind die Zahlen zur Gesamthäufigkeit sehr unscharf (z.B. 10% der Bevölkerung oder 30% aller Frauen), die Angaben zu einzelnen Frakturtypen dagegen deutlich valider. Tab. **2** zeigt relativ verläßliche und aktuelle Angaben zur Häufigkeit der Osteoporose insgesamt und zu den wichtigsten Frakturtypen, berechnet auf der Basis US-amerikanischer Daten der National Osteoporosis Foundation (NOF) aus dem Jahre 1998.

Tab. **2** Epidemiologie der Osteoporose in Deutschland

1. Prävalenz der Osteoporose insgesamt
- 9 Mio. Deutsche haben ein hohes Risiko, an Osteoporose zu erkranken (davon 80% Frauen)
- 3 Mio. haben eine manifeste Osteoporose
- 6 Mio. haben eine Osteopenie oder präklinische Osteoporose

2. Inzidenz osteoporotischer Frakturen pro Jahr

– proximale Femurfrakturen	95 000
– Wirbelfrakturen	225 000
– Radiusfrakturen	80 000
– sonstige Frakturen	95 000

insgesamt: 495 000 Frakturen pro Jahr

3 Wie erklärt sich die Zunahme der postmenopausalen Osteoporose? Sind es nur die intensiveren Untersuchungen oder gibt es eine echte Zunahme?

Kurzantwort: Der Anteil der unentdeckten und unbehandelten Osteoporosefälle nimmt in Deutschland durch das steigende Wissen um diese Krankheit ständig weiter ab. Daneben gibt es Hinweise für eine absolute Zunahme der Osteoporosehäufigkeit.

Detaillierte Antwort: Parallel mit der Verbesserung der diagnostischen Methoden und mit den präventiven und therapeutischen Möglichkeiten hat die Aufklärung über die Osteoporose in der Bevölkerung und das Wissen bei den behandelnden Ärzten zugenommen. Durch entsprechend häufigere Diagnosen nimmt daher die vermutlich immer noch sehr hohe Dunkelziffer an Osteoporosefällen langsam ab.

Andererseits gibt es aus verschiedenen europäischen Ländern Daten, die zeigen, daß die Häufigkeit typischer osteoporoseassoziierter Frakturen stärker ansteigt, als durch die Änderung der Altersstruktur der jeweiligen Population zu erklären ist.

Die Ursache dieses Phänomens ist unklar. Angenommen werden kann, daß bestimmte osteoporosebegünstigende Risikofaktoren in der Bevölkerung zunehmen.

Deutlich wird jedoch auch, daß begonnene Aufklärung und Präventionsmaßnahmen der Osteoporose bislang noch keinen meßbaren Rückgang der Osteoporose bewirkt haben.

4 Wie häufig ist die Osteoporose, wenn man densitometrische Kriterien (nicht Frakturen) zugrundelegt?

Kurzantwort: Bei über 50jährigen beträgt die Häufigkeit der Osteoporose bei Frauen 16,5% bei Messung der LWS und bei Männern 6% bei Messung am proximalen Femur

Detaillierte Antwort: Eine hochsignifikante umgekehrte Korrelation zwischen Knochendichte und künftigem Frakturrisiko konnte in zahlreichen umfangreichen Studien gesichert werden. Für die Wirbelsäule gilt, daß mit jeder Verminderung an Knochenmineraldichte um eine Standardabweichung das Risiko von Wirbelfrakturen um das 2- bis 5fache ansteigt, d.h. bei einem T-Score-Wert von – 2,5 SD – dem WHO-Schwellenwert für die Osteoporosediagnose – ist das Risiko um das 5- bis 12,5fache erhöht (vgl. Frage 21, 22).

Eine osteodensitometrisch-epidemiologische Studie von Melton (Mayo-Klinik) an einer umfangreichen Bevölkerungsstichprobe aus Rochester ergab bei Messung an der Wirbelsäule für Frauen im Alter von 50 und darüber bei 16,5% Werte unter einem T-Score von – 2,5. Eine Untersuchung von Looker (1997) ergab für Männer der gleichen Altersgruppe bei Messung am Oberschenkelhals eine Häufigkeit von 6%.

Zusatzinformation: Wenn in entsprechenden Studien mehrere Meßorte berücksichtigt wurden, stieg die Prävalenz der Osteoporose jeweils deutlich an.

5 Wie häufig ist die Osteoporose bei Männern? Nimmt die Prävalenz zu?

Kurzantwort: Die Prävalenz der Osteoporose bei Männern ist in der Vergangenheit erheblich unterschätzt worden. Sie beträgt etwa 15–20% aller Osteoporosefälle.

Detaillierte Antwort: Insgesamt ist die Osteoporose bei Männern ohne Zweifel seltener als bei Frauen. Gründe dafür sind u. a. die geringere Lebenserwartung der Männer, eine höhere Peak Bone Mass vor allem an kortikalem Knochen und das Fehlen eines Menopauseäquivalents mit relativ frühem Verlust der Sexualhormone.

Eine große europäische Querschnittsstudie zeigte, daß ca. 20% der Männer älter als 50 Jahre signifikante Wirbelkörperverformungen aufweisen. Unklar war, welcher Anteil davon osteoporotisch oder durch andere Faktoren erworben worden war. Nach einer inzwischen erfolgten prospektiven europäischen Studie haben 10% der Männer der genannten Altersklasse osteoporotisch bedingte Frakturen.

Wir gehen in Deutschland von 9 Mio. osteoporosegefährdeten Personen aus, wovon ⅓, also 3 Mio., bereits eine Osteoporose haben. Wenn davon tatsächlich 15% Männer sind, müßten in Deutschland 450 000 Männer an Osteoporose leiden. Vermutlich gibt es eine große Dunkelziffer an Männern mit chronischen Rückenbeschwerden, die nicht als Osteoporose diagnostiziert werden. Es ist davon auszugehen, daß der säkulare Zunahmetrend der Osteoporose Männer genauso betrifft wie Frauen (vgl. Frage 3).

Zusatzinformation: Etwa ⅓ aller pro Jahr in Deutschland auftretenden proximalen Femurfrakturen, d. h. ca. 30 000, betreffen Männer!

Risikofaktoren

6 Welchen Stellenwert beim Entstehen einer Osteoporose hat übermäßiger Koffeingenuß?

Kurzantwort: Regelmäßiger starker Koffeingenuß, entsprechend mehr als 3–4 Tassen Kaffee täglich, kann zur Entstehung einer Osteoporose beitragen.

Detaillierte Antwort: Zur Frage, ob Koffeingenuß ein relevanter Osteoporose-Risikofaktor ist, gibt es wenig Literatur. Pathogenetisch wird angenommen, daß Koffein über seinen diuretischen Effekt zur Osteoporose-Entstehung beitragen kann. Die tubuläre Calciumresorption ist limitiert, d.h. bei erhöhter Diurese geht obligat Calcium verloren.

Nach Daten der Framinghamstudie ist ab einem Koffeingenuß von mehr als drei Tassen Kaffee pro Tag mit einem erhöhten Osteoporoserisiko zu rechnen. Eine monoätiologische, durch Koffein verursachte Osteoporose ist nicht beobachtet worden. Ähnlich dem Nikotin (vgl. Frage 8) kann Koffein als ein Co-Risikofaktor angesehen werden, der mit anderen „Lebensstil-Risikofaktoren" additiv wirksam werden kann. Es kann spekuliert werden, daß starker schwarzer Kaffee ohne Milch schädlicher sein dürfte als „Café au lait". Bei letzterem kann womöglich der calciuretische Effekt des Koffeins durch die gleichzeitige Calciumzufuhr in Form von Milch zumindest partiell kompensiert werden.

Insgesamt gesehen schätzen wir Kaffeegenuß als einen sehr moderaten Osteoporose-Risikofaktor ein, der nur bei exzessivem Kaffeegenuß zum Tragen kommen dürfte.

Zusatzinformation: Bei Colagetränken ist vermutlich das Koffein das kleinere Übel. Der hohe Phosphatgehalt führt hier zur enteralen Calciumbindung und damit zur reduzierten Resorption.

7 Nach verschiedenen Literaturangaben soll Alkohol einmal osteoprotektiv wirken, einmal zur Osteoporose führen. Was ist richtig?

Kurzantwort: Mäßiger Alkoholkonsum ist sicher nicht osteoprotektiv, aber vermutlich skelettneutral. Hoher, chronischer Alkoholkonsum schädigt das Skelett durch direkte und indirekte Mechanismen.

Detaillierte Antwort: In der Tat gibt es in der Literatur diskrepante Daten zum Thema Alkohol und Osteoporose. Diese beruhen überwiegend darauf, daß Dosis und Dauer des Alkoholkonsums meist schlecht definiert sind.

Nachdem früher generell Alkohol als Risikofaktor eingestuft wurde, ist vermutlich moderater Alkoholkonsum nicht knochenschädigend, aber sicher auch nicht knochenaufbauend wirksam. Eine genaue Definition, was moderater Alkoholkonsum sei, ist aus prospektiven Studien nicht möglich. Vermutlich dürfte die Toleranz einerseits individuell, andererseits aber auch zwischen Männern und Frauen erheblich differieren.

In einer eigenen Studie an 400 Männern haben wir mehr als 50 g Alkohol pro Tag über mehrere Jahre als erheblichen Alkoholkonsum und Risikofaktor für Osteoporose eingestuft (1).

Chronisch hoher Alkoholkonsum schädigt das Skelett über mehrere Mechanismen:

1. direkte Hemmung der Osteoblasten, d.h. der Knochenformation (Osteocalcin fällt nach akuter Alkoholexposition ab),
2. parallele Malnutrition (Mangel an Protein, Calcium, Vitaminen und Spurenelementen),
3. bei manifester Leberzirrhose enterale Malabsorption vor allem von Calcium und Vitamin D durch reduzierten Gallenfluß,
4. komplexe Risikopersönlichkeit bei regelmäßigem Alkoholkonsum: Zusätzlich Nikotin, Bewegungsmangel, ungünstige Ernährung.

Literatur

1 Ringe JD, Dorst AJ, Faber H. Osteoporosis in men – Clinical assessment of 400 patients and 205 controls by risk factor analysis, densitometry, and x-ray findings. Osteologie 1997; 6: 81 – 86

8 Gibt es Nikotininfarkte des Knochens? Verursacht Nikotin-Abusus auch eine generalisierte Osteoporose?

Kurzantwort: Die arterielle Verschlußkrankheit (AVK) bei chronischem Nikotinabusus kann selbstverständlich auch zu Durchblutungsstörungen der Knochen der unteren Extremitäten führen. Explizite Knocheninfarkte sind nicht beschrieben. Langfristiges Zigarettenrauchen gilt als Risikofaktor für eine generalisierte Osteoporose.

Detaillierte Antwort: Knocheninfarkte mit lokalisiert-aseptischen Nekroseherden treten unter hochdosierter Corticoidtherapie auf, bei Fettembolien und bei der Caissonkrankheit (Taucherkrankheit). Im Zusammenhang mit chronischem Nikotinabusus sind keine Knocheninfarkte beschrieben worden. Es ist davon auszugehen, daß die häufige Raucher-Komplikation der AVK zu Durchblutungsstörungen und zur diffusen Schädigung des Knochens führt und somit pathogenetisch zur Osteoporose bei Rauchern beiträgt. Bei der Mikroangiopathie des Diabetikers sind schwerste akrale Knochenschädigungen bekannt („Diabetischer Fuß").

Die Pathogenese der generalisierten Osteoporose bei Rauchern ist nicht eindeutig geklärt und vermutlich multifaktoriell. Für Frauen gilt z. B., daß Raucherinnen früher in die Postmenopause kommen und damit eine kürzere Östrogenexpositionszeit des Skeletts haben. Studiendaten belegen eine beschleunigte Metabolisierung von Östradiol zu inaktiven Metaboliten.

Auch bei Männern wird Rauchen generell als Osteoporose-Risikofaktor gewertet, ohne daß ein klares pathogenetisches Konzept vorliegt. Die oben genannten diffusen Durchblutungsstörungen könnten eine Teilkomponente sein. Entscheidend ist aber vermutlich die „Gesamtrisiko-Persönlichkeit", d. h. die additive Wirkung verschiedener Risikofaktoren. In der Regel wird ein Raucher zugleich eher relativ wenig körperliche Aktivität haben, sich ungesund ernähren und evtl. regelmäßiger Alkohol konsumieren als ein gesundheitsbewußter Nichtraucher.

Zusatzinformation: In einer eigenen Studie zur Erfassung der Risikofaktoren bei Männern mit Osteoporose (n = 500) fanden wir in 54 Fällen (= 11 %) starkes Rauchen (mehr als 20 Zigaretten über mehr als 20 Jahre) als signifikanten Risikofaktor. Dies traf zu als zusätzlicher Risikofaktor bei primären Osteoporosen oder als Teilfaktor bei polyätiologischen sekundären Osteoporosen, nie jedoch als alleiniger Risikofaktor bei monoätiologischen sekundären Osteoporosen (1).

Literatur

1 Ringe JD. Osteoporosis in men. In: Hosking D, Ringe JD (Eds): Treatment of metabolic bone disease. Martin Dunitz Publ., London, 2000

9 Welche Rolle spielt Bewegungsmangel bei der Entstehung der Osteoporose?

Kurzantwort: Chronischer Bewegungsmangel ist ein wichtiger Cofaktor bei der Entstehung der meisten Osteoporosefälle. Die dramatischen Verlustraten an Knochenmineralgehalt durch Immobilität unterschiedlicher Genese belegen die hohe Bedeutung der Bewegung für die Integrität des Skeletts.

Detaillierte Antwort: Der Risikofaktor Bewegungsmangel ist noch schwieriger zu quantifizieren als Calciummangel bzw. Alkohol- oder Nikotinkonsum. Dennoch gibt es sehr viel Evidenz, daß Bewegungsmangel Osteoporose begünstigt und umgekehrt vermehrte körperliche Aktivität hilft, einer Osteoporose vorzubeugen.

Der weltweit beobachtete Zunahmetrend an osteoporotischen Frakturen (über die durch Zunahme der Lebenserwartung erklärbaren Raten hinaus!) wird durch Änderungen des Lebensstils erklärt, wobei in der heutigen Zeit insbesondere das dem Menschen gemäße Laufen weiter Strecken immer ungebräuchlicher wird.

Typische Beispiele von Immobilität, bei denen ein sehr rascher Abbau von Knochensubstanz nachgewiesen wurde, zeigt Tab. **3** (vgl. auch Frage 97).

Tab. **3** Immobilitäts-Syndrome mit hohem Osteoporoserisiko

- Querschnittssyndrom nach HWS-Trauma
- Hemiplegie nach cerebralem Insult
- Schwerelosigkeit bei Astronauten
- Osteoporose der unteren Körperhälfte bei Paraplegie (z. B. multiple Sklerose oder Guillain-Barré-Syndrom)

Bereits eine relative Immobilität durch mehrwöchige Bettruhe kann zu einem erheblichen Knochenverlust führen. Sehr häufig haben wir beobachtet, daß Osteoporosepatienten, die nach einer Wirbelfraktur 4–6 Wochen Bettruhe erhalten, im Rahmen der nachfolgenden Mobilisierung multiple weitere Frakturen erleiden. Ganz offensichtlich hat sich bei derartigen Fällen die Osteoporose durch die Inaktivität erheblich verschlimmert.

10 Bewegung und Sport schützen vor Osteoporose – wieso ist Hochleistungssport schädlich?

Kurzantwort: Regelmäßige Gymnastik oder Krafttraining können die Knochensubstanz erhalten oder sogar leicht vermehren. Hormonale Störungen als Folge extremen Hochleistungssports wirken sich negativ auf die Knochenmasse aus.

Detaillierte Antwort: In einer eigenen Studie, durchgeführt an freiwilligen Probanden eines Hamburger Altenwohnheims, haben wir bereits vor 10 Jahren gezeigt, daß ein tägliches Gymnastikprogramm selbst im höheren Lebensalter ermöglicht, die Knochensubstanz zu erhalten. Gleich alte Kontrollpersonen, die nicht teilnahmen, zeigten eine signifikante Abnahme der Knochendichtewerte am Radius.

Diese Ergebnisse sind inzwischen weltweit durch zahlreiche Interventionsstudien bestätigt worden. Allerdings fallen die Knochendichtewerte bei einer Beendigung des Gymnastikprogramms sehr schnell wieder ab. Bewegung gegen Widerstand (z.B. mäßiggradiges Krafttraining) bringt offenbar mehr als Bewegung gegen geringen Widerstand (z.B. Schwimmen).

Hochleistungssportlerinnen mit intensivem Training (z.B. für eine Olympiade) bekommen oft, ausgelöst durch eine zentrale Dysregulation, eine sekundäre Amenorrhoe. Densitometrische Messungen haben gezeigt, daß der Verlust an Östrogen trotz der reichlichen Bewegung in diesen Fällen zu raschem Knochenverlust führt. Ähnliches ist bei Balletänzerinnen nachgewiesen worden.

Aber auch bei Männern im Hochleistungssport wurden erniedrigte Testosteronwerte und entsprechende Verminderungen der Knochendichte gemessen.

11 Erhöhtes Osteoporoserisiko durch falsche Ernährung?

Kurzantwort: Eine lebenslange „knochengesunde Ernährung" kann das Osteoporoserisiko erheblich mindern. Nutritive Risikofaktoren sind u.a. Calciummangel und Phosphatüberschuß in der Nahrung.

Detaillierte Antwort: Der wichtigste nutritive Risikofaktor ist ohne Zweifel eine chronische Unterversorgung mit Calcium, d.h. der wichtigsten Komponente der mineralischen Knochensubstanz. Da ein Blutcalciumspiegel im mittleren Normbereich essentiell für die neuromuskuläre Erregung und zahlreiche Stoffwechselvorgänge ist, wird bei exogenem Calciummangel der normale Serumspiegel auf Kosten des Skeletts aufrechterhalten. Das Signal drohender Hypokalzämie löst über eine erhöhte Parathormonsekretion eine Steigerung der Knochenresorption aus. Das gleiche geschieht bei gastrointestinalen Erkrankungen mit Malabsorption (intestinaler sekundärer Hyperparathyreoidismus). Ein Vitamin-D-Mangel durch ungenügende Insolation oder Mangel in der Nahrung wirkt sich gleichsinnig aus. Vitamin D bzw. dessen aktive Endstufe, das Calcitriol, induziert im Dünndarmepithel die Synthese des calciumbindenden Proteins und damit eine optimale enterale Calciumresorption. In der Regel wird Vitamin D jedoch zu ca. 80% in der Haut synthetisiert, so daß die Ernährung selten der limitierende Faktor ist.

Eine hohe Phosphatzufuhr mit der Nahrung (z.B. durch Cola und andere soft drinks) führt zu einer negativen Calciumbilanz durch Hemmung der enteralen Calciumresorption. Eine sehr proteinreiche Kost erfordert eine alkalische Pufferung der dabei freiwerdenden Säureäquivalente auf Kosten des Skeletts. Milch wird hierbei jedoch zu Unrecht negativ eingestuft. Der sehr hohe Calciumgehalt gleicht den kleinen Nachteil des Proteinanteils um ein Mehrfaches aus. Tab. **4** gibt eine pathogenetisch gegliederte Übersicht über wichtige Ernährungsfaktoren mit potentieller Beeinträchtigung des Skeletts.

Weiterhin wichtig für den Knochenstoffwechsel sind Vitamin K und C sowie Spurenelemente wie u.a. Zink und Selen.

Tab. **4** Einflüsse von Ernährungsfaktoren auf Calcium- und Knochenstoffwechsel

verminderte enterale Calciumresorption
- geringe Calciumzufuhr
- Vitamin-D-Mangel
- viel Phosphat
- viel Oxalat, Phytat, Fasern
- Lactasemangel

erhöhte renale Calciumverluste
- viel Protein
- viel Kochsalz (NaCl)
- Koffein
- Alkohol
- Azidose

verminderte Knochenmatrixsynthese
- Proteinmangel
- hypokalorische Ernährung

12 Welche Beziehung besteht zwischen Osteoporose und metabolischem Syndrom?

Kurzantwort: Assoziationen zwischen Osteoporose und metabolischem Syndrom sind bislang wissenschaftlich nicht gesichert. Eine Teilkomponente, die Adipositas, reduziert das Osteoporoserisiko.

Detaillierte Antwort: Wissenschaftliche Studien über positive oder negative Korrelationen zwischen metabolischem Syndrom insgesamt und Osteoporose liegen bislang nicht vor. Beziehungen zu Einzelkomponenten sind dagegen gesichert. Diabetes mellitus gilt als potentielle Ursache einer sekundären Osteoporose, und zwar eher bei der insulinpflichtigen Form als beim Altersdiabetes.

Adipositas ist dagegen ein eindeutig osteoprotektiver Faktor. Dies liegt einerseits daran, daß adipöse Frauen postmenopausal eine höhere Konversion von adrenalen Androgenen zu Östrogenen aufweisen. Die Östrogene bremsen den Knochenabbau. Andererseits gibt es offenbar grundsätzlich verschiedene Konstitutionstypen:

1. Die übergewichtige, adipös-kräftig gebaute Patientin neigt eher zur Arthrose an den Händen (Polyarthrose), den großen Gelenken, aber auch an der Wirbelsäule.
2. Die eher untergewichtige, schlanke Patientin entwickelt kaum degenerative Gelenkveränderungen und neigt zur Osteoporose.

Bei Männern gelten diese Beziehungen im Prinzip auch, sind aber epidemiologisch weniger deutlich.

13 Welche Rolle spielen die Nebenschilddrüsen bei der Entstehung der Osteoporose?

Kurzantwort: Ein sekundärer Hyperparathyreoidismus trägt bei verschiedenen Osteoporoseformen wesentlich zum Verlust an Knochenmasse bei.

Detaillierte Antwort: Der Serum-Calciumspiegel ist besonders genau reguliert, da viele elektrophysiologische zelluläre Vorgänge vom intra-extrazellulären Calciumgradienten abhängen. Bei Hypokalzämie kommt es regelmäßig zu einer Aktivierung der Nebenschilddrüsen mit erhöhter Parathormonsekretion mit dem Ziel, durch Abbau von Skelettsubstanz den Serum-Calciumspiegel in den mittleren Normbereich anzuheben. Bei länger anhaltendem Calciumdefizit, z. B. durch chronische Calciummangelversorgung und/oder Vitamin-D-Mangel, kommt es zu einer Hyperplasie der Nebenschilddrüsen (= sekundärer Hyperparathyreoidismus).

Ein sekundärer Hyperparathyreoidismus ist stets beteiligt bei den komplexen Osteopathien, z.B. im Rahmen einer chronischen Niereninsuffizienz oder einer schweren intestinalen Malabsorption. Histologisch resultieren meist Mischbilder aus Osteoporose und Osteomalazie.

Eine mäßiggradige Calcium/Vitamin-D-Mangelversorgung kann dagegen zu reinen Osteoporoseformen führen. In derartigen Fällen ist der Serum-Calciumspiegel meist niedrig normal, die alkalische Phosphatase ist im Normalbereich und der Parathormonwert mäßig erhöht. Typisch ist eine deutliche Verminderung der Urincalciumausscheidung.

Bei der postmenopausalen Osteoporose ist der pathogenetische Anteil eines sekundären Hyperparathyreoidismus in der Regel sehr diskret oder gar nicht nachweisbar. Bei der Cortison-induzierten Osteoporose und der senilen Osteoporose sind dagegen die Nebenschilddrüsen in der Mehrzahl der Fälle pathogenetisch in Form eines moderaten bis deutlichen sekundären Hyperparathyreoidismus beteiligt.

Daraus ergibt sich, daß eine langzeitige Calcium/Vitamin D-Substitution bei der Prävention und Therapie dieser Osteoporoseform eine besonders wichtige Rolle spielt.

14 Wieso führt Vitamin-D-Mangel einmal zur Rachitis bzw. zur Osteomalazie und in anderen Fällen zu Osteoporose?

Kurzantwort: Hochgradiger oder absoluter Vitamin-D-Mangel führt bei Kindern zu Rachitis, bei Erwachsenen zu Osteomalazie. Ein langzeitiger moderater Vitamin-D-Mangel induziert einen sekundären Hyperparathyreoidismus und führt über Knochenresorption zur Osteoporose.

Detaillierte Antwort: Im Jahre 1928 wurde Cholecalciferol als antirachitisch wirksames, fettlösliches Vitamin D_3 erstmals isoliert. Erst etwa 50 Jahre später wurde erkannt, daß Vitamin D über zwei Hydroxylierungsschritte zum 1,25-Dihydroxycholecalciferol, einem hochaktiven Hormon des Calcium-/Phosphatstoffwechsels, metabolisiert wird.

Je nach Ausmaß des Vitamin-D-Mangels entwickeln sich eine Rachitis/Osteomalazie oder eine Osteoporose:

1. **Schwerer Vitamin-D-Mangel**
   (25–OH–D < 15 nmol/ml = 6 ng/ml)
   Typische Laborkonstellation:
   Calcium im Serum erniedrigt, AP erhöht, Parathormon stark erhöht, 25–OH–D_3 erniedrigt, 1,25–$(OH)_2$–D_3 erniedrigt

Knochenhistologie:
Ausgedehnte, breite, unverkalkte Osteoidsäume
Diagnose:
Rachitis bei Kindern, Osteomalazie bei Erwachsenen

2. **Unterschwelliger Vitamin-D-Mangel**
($25\text{-}OH\text{-}D_3 < 30$ nmol/ml = 12 ng/ml)
Typische Laborkonstellation:
Calcium im Serum normal, Parathormon leicht erhöht, AP normal, $25\text{-}OH\text{-}D_3$ erniedrigt, $1{,}25\text{-}(OH)_2\text{-}D_3$ normal
Knochenhistologie:
Rarefizierte Spongiosa ohne Osteoidvermehrung
Diagnose:
Osteoporose

15 Naturheilkundler behaupten: Milch bzw. Eiweißprodukte schaden dem Knochen und provozieren Osteoporose. Ist das wahr?

Kurzantwort: Eine sehr eiweißreiche Kost führt durch Induktion einer metabolischen Azidose zu renalen Calciumverlusten. In diesem Zusammenhang auch Milch als osteoporosebegünstigend einzustufen, ist eine Fehleinschätzung.

Detaillierte Antwort: Verschiedene umfangreiche Studien belegen, daß bei erhöhter Säurebelastung des Organismus Calcium aus dem Skelett zur Abpufferung mobilisiert und vermehrt renal Calcium verloren wird. Von daher gilt eine sehr proteinreiche Kost als Osteoporose-Risikofaktor. Zu diesem pathogenetischen Konzept passend konnte gezeigt werden, daß alkalisierende Substanzen wie z. B. Kaliumcitrat zur Osteoporoseprävention geeignet sind.

Die Hypothese, daß insofern auch Milchkonsum die Osteoporose begünstige, ist m. E. nicht stichhaltig. Milch und Milchprodukte enthalten den höchsten relativen Calciumanteil aller verfügbaren Nahrungsmittel. Mit einer rein vegetarischen Kost ist eine ausreichende Calciumversorgung praktisch nicht sicherzustellen. Der Calciumüberschuß der Milchprodukte kompensiert bei weitem den potentiellen Calciumverlust durch die gleichzeitige Proteinzufuhr. Es ist andererseits plausibel, eine sehr fleischhaltige Kost ohne Milchprodukte als osteoporosebegünstigend einzustufen.

Klinisches Bild

16 Was tut eigentlich weh bei Osteoporose?

Kurzantwort: Osteoporose verursacht akute heftige Schmerzen infolge von Frakturen und chronische Rückenbeschwerden durch veränderte Statik und Fehlhaltung (Verspannungen, Muskelschmerz).

Detaillierte Antwort: Die Osteoporose ist aus klinischer Sicht primär eine Wirbelsäulenerkrankung. Zu unterscheiden ist zwischen akuten und chronischen Rückenschmerzen. Erstere sind die Folge frischer erstmaliger Wirbelkörpereinbrüche bzw. Kompressionsfrakturen oder aber auch schubweiser Höhenminderungen von Wirbeln („Nachsinterungen"). Die Schmerzvermittlung erfolgt hauptsächlich über das sehr schmerzfaserreiche Periost, welches einreißt oder durch Hämatome gedehnt wird.

Der chronische Osteoporoseschmerz ist die Folge der Fehlstatik nach stattgehabten Wirbelkörperfrakturen. Es handelt sich in der Regel nicht um einen ossären Schmerz, sondern um Schmerzen, die durch Überlastung von Muskeln, Bändern und Sehnen sowie Verschiebungen an den Zwischenwirbelgelenken auftreten. Der chronische Schmerz mildert sich oft beim Liegen oder nachts und nimmt andererseits im Tagesverlauf zu. Abb. **1** zeigt die komplexe Pathogenese dieses für die Patienten besonders quälenden Langzeit-Schmerzsyndroms.

Ungeklärt ist nach wie vor die Frage, wie der glaubhafte, oft dumpfe Rückenschmerz zuzuordnen ist bei Patienten, die nur eine densitometrisch signifikante Osteopenie haben (Stadium 1), aber noch keine morphologisch eindeutigen Frakturen im Röntgenbild. Als mögliche Komponenten dieses Schmerzes werden Mikrofrakturen von Spongiosabälkchen diskutiert sowie intraossäre Druckerhöhungen durch Hämatome bzw. Mikrokallusbildung.

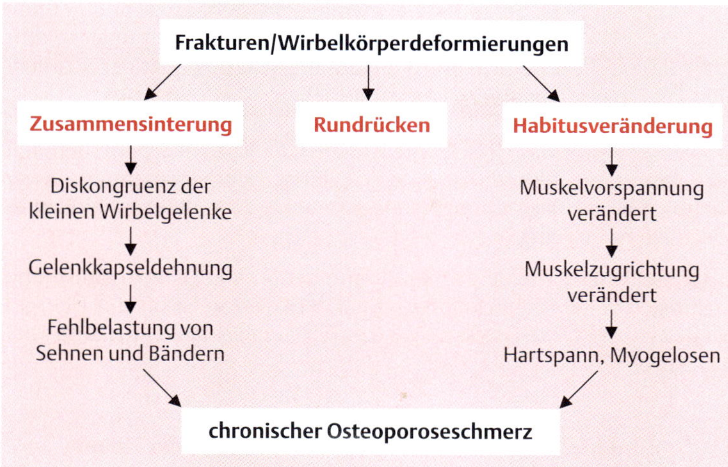

Abb. **1** Pathomechanismus des chronischen Osteoporoseschmerzes. In der Regel handelt es sich nicht um einen primär ossären, sondern um einen „Weichteilschmerz".

17 Inwieweit lassen sich „Rückenschmerzen" einer Osteoporose eindeutig zuordnen, wenn gleichzeitig erhebliche degenerative Prozesse festgestellt sind (Osteochondrose, Spangenbildung, Diskusvorwölbungen)?

Kurzantwort: Rückenschmerzen lassen sich nicht eindeutig zuordnen, insbesondere bei frühen Osteoporoseverläufen vor der ersten Wirbelkörperfraktur.

Detaillierte Antwort: Vermutlich als Folge des aufrechten Ganges ist beim Menschen Rückenschmerz die häufigste Beschwerdesymptomatik des Bewegungsapparates. Ebenso ist Rückenschmerz eines der häufigsten Gesundheitsprobleme, die zur Konsultation eines Arztes führen. Zahlreiche vertebrale oder auch extravertebrale Störungen können Rükkenschmerzen zugrunde liegen. Es muss stets eine differentialdiagnostische Abklärung erfolgen. Es ist zu betonen, daß es einen typischen Osteoporoseschmerz nicht gibt.

Bei eindeutig nachgewiesener Osteoporose und gleichzeitigen degenerativen Veränderungen ist Schmerz in der Regel nicht sicher zuzuordnen. Dies gilt besonders dann, wenn noch keine Wirbelkörperfrakturen vorliegen (vgl. Frage 16). Bei manifester Osteoporose mit mehrere Jahre zurückliegenden Frakturen und inzwischen aufgetretener sekundärer Spondylosis deformans („Abstützungsreaktion") ist der Schmerz eher auf letztere Veränderungen zu beziehen.

Differentialdiagnostisch könnten aber auch im Röntgenbild oft schwer nachweisbare Nachsinterungen von Wirbelkörpern beteiligt sein. Insgesamt gesehen ist eine sorgfältige Schmerzanamnese zwar wichtig für die Behandlungsstrategie, meist aber differentialdiagnostisch wenig ergiebig.

Zusatzinformation: Eine primäre Kombination von Osteoarthrose und Arthrose ist eher die Ausnahme. Die Osteoarthrose ist oft mit Übergewicht assoziiert, die Osteoporose tritt eher bei schlankem Habitus auf (vgl. Frage 12).

18 Klinisches Bild der Osteoporose: Was sind die Hauptprobleme und Folgen für die betroffenen Patienten?

Kurzantwort: Wirbelfrakturen führen zu progredienter Rumpfdeformität und chronischem Schmerzsyndrom, gefolgt von zunehmenden Einschränkungen in der Selbstversorgung, Analgetikaabhängigkeit, Depressionen und sozialer Isolierung.

Detaillierte Antwort: Hauptproblem des Osteoporosepatienten sind akute Rückenschmerzen durch frische Wirbelfrakturen und chronische Schmerzen durch die sich ändernde Wirbelsäulenstatik (vgl. Frage 16). Abb. **2** zeigt die typische Rumpfdeformität bei fortgeschrittener postmenopausaler Osteoporose (Stadium 3) mit Rundrücken („Witwenbuckel"), Rumpfverkürzung, Ausprägung von queren Hautfalten und Abdomenvorwölbung.

Das chronische Schmerzsyndrom und die Habitusänderungen können eine ganze Reihe von weiteren Problemen und Einschränkungen der Lebensqualität nach sich ziehen (Tab. **5**).

Tab. **5** Folgeerscheinungen und Probleme bei manifester Osteoporose

- chronische Schmerzen, eingeschränkte Mobilität, Inaktivität
- Hilfsbedürftigkeit, Verlust der Selbständigkeit, Pflegebedürftigkeit
- Einsamkeit, eingeschränkte Sexualität, Depressivität
- reduzierte Lebensqualität, erhöhte Mortalität

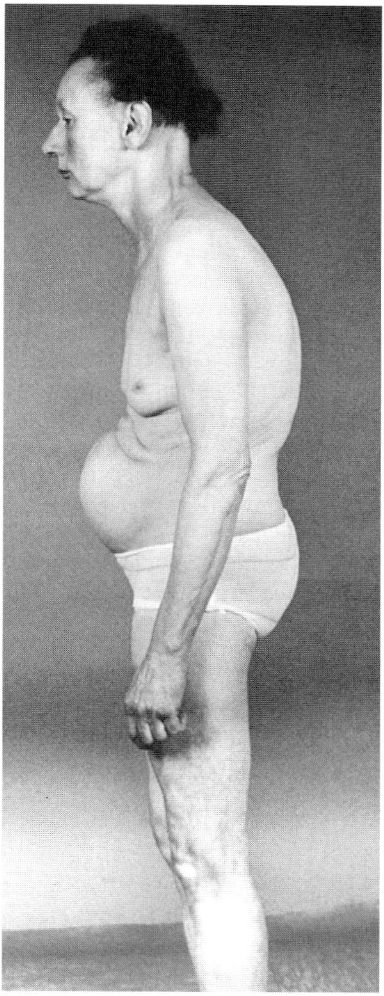

Abb. **2** Typischer Osteoporose-Habitus

19 Geht die Erkrankung Osteoporose mit einer erhöhten Mortalität einher?

Kurzantwort: Die Osteoporose ist eine gut therapierbare Erkrankung und bedeutet per se keine Einschränkung der Lebenserwartung. Bestimmte potentielle Komplikationen können jedoch eine erhöhte Mortalität nach sich ziehen.

Detaillierte Antwort: Frakturen, progrediente Skelettverformung und chronische Schmerzen führen nicht zum Tode. Patienten mit proximalen Femurfrakturen im höheren Lebensalter haben jedoch im Vergleich zu gleich alten Personen ohne Fraktur eine signifikant reduzierte Lebenserwartung. Angaben zur Sterblichkeit in den ersten 12 Monaten nach proximaler Femurfraktur schwanken in verschiedenen europäischen Populationen zwischen 10 und 20%. Diese Zahl liegt offenbar höher als bei Vergleichspopulationen ohne Fraktur. Wichtigste Todesursachen sind Embolien, Pneumonien oder Dekompensationen vorbestehender intern.- geriatrischer Grunderkrankungen.

Prospektive Studien zur Sterblichkeit mit zwei bezüglich der initialen geriatrischen Multimorbidität vergleichbaren Patientengruppen liegen jedoch nicht vor. Es kann unterstellt werden, daß die Population mit proximalen Femurfrakturen bereits eine negative Selektion darstellt.

Weiterhin gilt die hochgradige Thoraxdeformität durch multiple Keilwirbel im Bereich der mittleren BWS mit Hyperkyphose bzw. Gibbus als Risikofaktor für eine erhöhte Sterblichkeit. Lungenemphysem, Cor pulmonale, aber auch wiederum Pneumonien werden begünstigt.

Zusatzinformation: Interessanterweise gibt es Studien, die an großen Kollektiven eine Korrelation zwischen Verminderung der Knochendichte und Sterblichkeit nachweisen.

20 Wenn einmal eine Osteoporose gesichert wurde, lehne ich in den meisten Fällen weitere densitometrische Untersuchungen ab, da durch die eingeleitete Therapie ja lediglich der Verlauf des Leidens beeinflußt wird, die Krankheit aber nicht zum Verschwinden gebracht werden kann. Handle ich da richtig ?

Kurzantwort: Die manifeste Osteoporose ist wie viele Krankheiten nicht heilbar, aber der Skelettstatus und die Lebensqualität können erheblich verbessert werden. Die Osteodensitometrie ist ein wichtiger und interessanter (wenngleich nicht obligater) Therapieverlaufsparameter.

Detaillierte Antwort: Herr Kollege, Sie sehen die Prognose der Osteoporose wie die meisten Patienten und Ärzte viel zu düster!

Eine Heilbarkeit im Sinne einer „restitutio ad integrum" gibt es für die wenigsten Krankheiten. Allenfalls eine sehr leichte Osteoporose könnte bei früh einsetzender Therapie wieder auf das Niveau normaler Knochendichte und -architektur angehoben werden.

Bei jeder manifesten Osteoporose mit deutlicher Osteopenie und/oder Frakturen können Knochendichte und zum Teil Knochensubstanz zwar vermehrt werden, aber natürlich nicht eine normale juvenile Architektur wiederhergestellt werden. Die Hauptsache ist aber doch, daß die Osteoporose gestoppt wird, daß keine neuen Frakturen, keine weitergehende Skelettdeformität und keine neuen Schmerzphasen auftreten.

Dies ist durch ein dem Einzelfall adaptiertes und konsequent durchgehaltenes Therapiekonzept in den meisten Fällen durchaus zu erreichen. Natürlich gibt es Therapieversager und Einzelfälle mit besonders ungünstigem Verlauf.

Die Knochendichtemessung ist zwar nicht obligat, aber ich würde sie doch in ein- bis zweijährigen Abständen durchführen, um einen objektiven Parameter für das Ansprechen auf die Therapie zu haben und den Patienten gegebenenfalls durch positive Effekte motivieren zu können, weiter durchzuhalten.

Diagnostik

Allgemeines zur Diagnostik

21 Welches sind die wichtigsten Kriterien, um die Diagnose Osteoporose stellen zu können?

Kurzantwort: Die Diagnose Osteoporose kann gestellt werden durch den densitometrischen Nachweis einer generalisierten Osteopenie (mit oder ohne atraumatische Frakturen) und nach Ausschluß anderer osteopenischer Osteopathien.

Detaillierte Antwort: Verdachtsmomente bzw. Eingangskriterien für das Vorliegen einer Osteoporose sind meist:
- akute oder chronische Rückenschmerzen,
- Verdacht auf Kalksalzminderung im Röntgenbild,
- Frakturen bei geringem Trauma, positive Familienanamnese,
- höheres Lebensalter, weibliches Geschlecht.

Oft wird allein auf der Basis dieser unspezifischen Hinweise ein Patient mit dem Etikett Osteoporose versehen. Jeder einzelne, aber auch die Kombination aller Hinweise reicht nicht für die Diagnose Osteoporose. Die wichtigsten Kriterien für die Diagnosestellung zeigt Tab. **6**.

Als signifikante Knochendichteminderung gilt heute ein mit DXA-Technik gemessener T-Score-Wert von < – 2,5, d. h. ein Meßwert mehr als 2,5 Standardabweichungen unterhalb der sog. Peak Bone Mass.

Tab. **6** Kriterien für die Diagnosestellung der Osteoporose

1. Nachweis einer systemischen Knochendichteminderung am besten durch Messung an Lendenwirbelsäule und proximalem Femur oder einem anderen peripheren Meßort,
2. anamnestischer und röntgenologischer Nachweis oder Ausschluß von vertebralen und/oder peripheren Frakturen,
3. Ausschluß anderer metabolischer Osteopathien oder maligner Skelettdestruktionen,
4. Differenzierung in primäre und sekundäre Osteoporosen.

22 Gibt es für die Osteoporose eine anerkannte klinische Stadieneinteilung ähnlich wie bei anderen wichtigen Erkrankungen, und worauf beruht diese?

Kurzantwort: Ein WHO-Expertengremium hat Schwellenwerte der Knochendichte zur Definition der Osteoporose empfohlen, auf deren Basis klinische Stadien der Osteoporose beschrieben wurden.

Detaillierte Antwort: Nach einer Publikation eines WHO-Experten-Gremiums aus dem Jahre 1994 wird eine Knochendichte, gemessen an der LWS oder am proximalen Femur, die unter einem T-Score-Wert von – 2,5 Standardabweichungen liegt, als Osteoporose angesehen. T-Score-Werte zwischen – 1,0 und – 2,5 werden dagegen als Osteopenie oder Risikobereich beschrieben.

Der T-Score-Wert beinhaltet die Abweichung in Standardabweichungen in Relation zur maximalen Knochenmasse junger gesunder Erwachsener (Peak Bone Mass).

Diese Empfehlung gilt im Prinzip zunächst nur für die Messung mit DXA-Technik, wird aber auf andere Meßverfahren übertragen, was im Einzelfall Probleme auslösen kann. Aus dieser einfachen Einteilung von Normal, Osteopenie und Osteoporose haben wir unter Hinzuziehung der Anzahl der im Röntgenbild fehlenden oder nachweisbaren Wirbelfrakturen das Vorstadium 0 (= präklinische Osteoporose) und die 3 Stadien der Osteoporoseerkrankung entsprechend Tab. **7** entwikkelt. Diese Einteilung wurde mit anderen Autorengruppen abgestimmt und ist in Deutschland weitgehend etabliert. Im Ausland sind sehr ähnliche Stadieneinteilungen weitgehend im Gebrauch.

Tab. **7** Stadieneinteilung der Osteoporose auf der Basis von T-Score-Werten und Frakturstatus

	klinisches Stadium	Kriterien
0	Osteopenie (präklinische Osteoporose)	– Knochenmineralgehalt vermindert (T-Score: – 1,0 bis – 2,5 SD) – keine Frakturen
1	Osteoporose (ohne Frakturen)	– Knochenmineralgehalt vermindert (T-Score: < – 2,5 SD) – keine Frakturen
2	manifeste Osteoporose (mit Frakturen)	– Knochenmineralgehalt vermindert – 1 – 3 Wirbelfrakturen ohne adäquates Trauma
3	fortgeschrittene Osteoporose	– Knochenmineralgehalt vermindert – multiple Wirbelfrakturen – oft auch extraspinale Frakturen

23 Welche biochemischen Marker des Knochenumbaus gibt es, und welche sind am aussagefähigsten?

Kurzantwort: Je ein Marker des Knochenanbaus (z. B. knochenspezifische alkalische Phosphatase, Osteocalcin) und des -abbaus (z. B. Desoxypyridinolin) sind anzuraten, wenn die Messung biochemischer Marker indiziert erscheint.

Detaillierte Antwort: In den letzten Jahren ist eine zunehmende Anzahl von biochemischen Serum- und Urinparametern eingeführt worden, die einerseits die Osteoblastenaktivität (Knochenformation) oder die Osteoklastenfunktion (Knochenresorption) widerspiegeln.

Die Wertigkeit dieser Marker wurde in großen Reihenuntersuchungen belegt. Besonders im Rahmen der großen internationalen Multicenter-Therapiestudien wurden verschiedene biochemische Marker im Verlauf der Behandlung gemessen, um die Effektivität z. B. einer antiresorptiven Therapie zu dokumentieren.

In der Praxis ist anzuraten, die biochemischen Marker sparsam und gezielt bei klarer Fragestellung einzusetzen (vgl. Frage 24) und jeweils einen Marker des Knochenanbaus (z. B. BAP, Osteocalcin) und des Abbaus (z. B. Desoxypyridinolin) zu messen.

Tab. **8** Übersicht einer Auswahl heute verfügbarer Marker des Knochenumbaus

Knochenanbau	Knochenabbau
alkalische Phosphatase	Hydroxyprolin
knochenspezifische alkalische Phosphatase (BAP)	Hydroxylysin
Osteocalcin	tartratresistente saure Phosphatase
Kollagen-Polypeptide	Desoxypyridinolin
	Kollagen Telopeptide (NTX,CTX)

24 Welchen diagnostischen Wert haben biochemische Marker des Knochenumbaus ?

Kurzantwort: Biochemische Marker des Knochenumbaus sollten in der Praxis nicht routinemäßig zur Osteoporoseabklärung eingesetzt werden, sondern nur bei speziellen Fragestellungen.

Detaillierte Antwort: Als Hauptindikation für die Messung biochemischer Marker wird meist die Differenzierung zwischen low und high turnover Umbauvorgängen im Knochen herausgestellt. Die dahinter stehende Argumentation beinhaltet, daß bei eindeutigem high turnover eine antiresorptive Therapie und bei low turnover eine osteoanabole Therapie einzusetzen sei. Tatsächlich reicht die wissenschaftliche Datenlage nicht aus, dies akademisch-didaktisch sehr plausible Konzept generell zu empfehlen:

1. Auch die modernen Marker haben einen relativ breiten Referenzbereich, so daß viele Patienten weder der einen noch der anderen Gruppe zuzuordnen sind.
2. Frische Frakturen können durch die gesteigerten Knochenumbauvorgänge im Rahmen der Kallusbildung die Marker erhöhen.
3. Bei großen Therapiestudien sowohl mit antiresorptiven wie mit osteoanabolen Medikamenten wurde bislang nie systematisch nur die eine oder andere Gruppe von Patienten selektioniert.

Für die Primärdiagnostik in der Praxis sind die Marker unseres Erachtens verzichtbar. Ein gewisser Wert der Marker soll nicht geleugnet werden. Niedrige Knochendichte und high turnover bei einem Patienten erlauben die Vorhersage eines additiv erhöhten Frakturrisikos.

Indikation für die Messung in der Praxis können sein:

- unklare Fälle, Problemfälle,
- Therapieresistenz,
- Compliance-Kontrolle.

25 Ist die Diagnose der Osteoporose allein aus dem Röntgenbild zu stellen (z.B. Wirbelsäule)? Oder ist eine Densitometrie obligatorisch?

Kurzantwort: Vor der ersten Wirbelfraktur ist die Densitometrie unverzichtbar. Bei nachgewiesenen Wirbelkörperfrakturen genügt eventuell der Nachweis, daß diese nicht durch andere Skeletterkrankungen ausgelöst wurden.

Detaillierte Antwort: Die bekannte Tatsache, daß eine Kalksalzminderung im Röntgenbild erst sehr spät mit einiger Sicherheit erkannt wird (z.B. 30–40% Verlust), bedeutet praktisch, daß die präklinische Osteoporose (Osteopenie) und die Osteoporose im Stadium I ohne Wirbelkörperfrakturen nur durch die Osteodensitometrie – am besten an der Wirbelsäule selbst – diagnostiziert werden können. Die Schwierigkeit der Aussage aus dem Röntgenbild liegt einerseits an der polyenergetischen Röntgenstrahlung mit unterschiedlicher Absorption einzelner Energiequanten, aber auch an Filmbelichtung, Filmmaterial und Bildentwicklung.

Bei der manifesten Osteoporose mit Wirbelkörperfrakturen ist theoretisch die Osteodensitometrie verzichtbar, da das Auftreten von Frakturen bei inadäquatem Trauma die erhöhte Fragilität dokumentiert. Wichtig ist hier die Differentialdiagnose. Frakturen durch maligne Wirbelkörperdestruktionen oder als Folge anderer metabolischer Osteopathien (z.B. mit Osteomalazie) müssen ausgeschlossen werden.

Dennoch wird man bei Verfügbarkeit kaum auf die Osteodensitometrie verzichten, da der exakte Zahlenwert hilft, das Risiko weiterer Frakturen einzuschätzen, und ein sehr wichtiger Ausgangswert für die Therapiekontrolle ist.

Beachte: Ein normaler Knochendichtewert an der Lendenwirbelsäule bei Frakturen im BWS-Bereich kann bereits ein Hinweis sein, daß möglicherweise keine Osteoporose vorliegt und eine sorgfältige Differentialdiagnose angezeigt ist.

26 Gibt es eine praktische, einfache und bezahlbare Screening-Methode für die Allgemeinpraxis bzw. eine Labor- und Urinkonstellation?

Kurzantwort: Verschiedene laborchemische Tests (Gentests und Messungen biochemischer Marker des Knochenumbaus), die zur Früherkennung von Osteoporose-Risikopatienten angepriesen werden, sind für ein derartiges Screening bislang nicht geeignet.

Detaillierte Antwort: Verschiedene Studien an großen Patientenkollektiven haben gezeigt, daß das Risiko einer künftigen Osteoporoseentwicklung von der aktuellen Knochendichte und unabhängig davon auch vom aktuellen Knochenumbau abhängt. Der Befund der Osteodensitometrie hat dabei auch für den Einzelfall einen signifikant prädiktiven Wert bzw. kann bereits unmittelbar eine Osteopenie oder Osteoporose aufdecken. Biochemische Marker des Knochenumbaus (z. B. Osteocalcin, Desoxypyridinolin) haben einen relativ breiten Streubereich und sind für die Vorhersage des Osteoporoserisikos beim Einzelfall ungeeignet. Außerdem ist hier der einzelne laborchemische Parameter deutlich teurer als die aussagekräftigere Knochendichtemessung.

Bestimmungen des Vitamin-D-Rezeptor-Allel-Status wurden zur Risikoerfassung empfohlen. Die großen Hoffnungen, die in diesen Test kurzzeitig gesetzt wurden, haben sich nicht bestätigt. Das Osteoporoserisiko ist polygenetisch determiniert. Das heißt, eine ganze Reihe von genetischen Markern müßte erfaßt werden, um einen aussagefähigen Test zu etablieren.

Fazit: Zur Zeit ist die Osteodensitometrie (z. B. DXA-Messung LWS und Femur) die aussagekräftigste und preiswerteste Methode, um das individuelle Osteoporoserisiko zu erfassen.

Zusatzinformationen: Neben der Densitometrie wird immer wieder versucht, durch eine Anamnese von bestimmten Risikofaktoren Patienten mit erhöhtem Risiko zu identifizieren. Der Ansatz ist im Prinzip richtig. Das Problem ist, daß es eine große Anzahl von schwachen Risikofaktoren mit geringem prädiktiven Wert gibt (z. B. Bewegungsmangel, Nikotin, Alkohol, wenig Milchprodukte) und nur wenige harte Risikofaktoren. Zu letzteren zählen die Faktoren der Tab. **9**.

Tab. **9** Signifikante Risikofaktoren für eine Osteoporose

1. niedrige Knochendichte
2. niedriger Body-Mass-Index
3. bereits durchgemachte Frakturen
4. Frakturen bei der Mutter
5. frühe Menopause, späte Menarche

27 Ist ein densitometrisches Osteoporose-Screening sinnvoll? In welchem Lebensalter?

Kurzantwort: Ein generelles Screening wäre aus sozioökonomischer Sicht sinnvoll, ist aber z.Z. gesundheitspolitisch schwierig zu realisieren.

Detaillierte Antwort: In Anbetracht der Häufigkeit der Osteoporose (z.B. 30% in der postmenopausalen weiblichen Bevölkerung) könnten mit der Osteodensitometrie sehr viele Fälle früh identifiziert werden. D.h. eine präventive Behandlung mit Änderung des Lebensstils und relativ preiswerter Intervention (Calcium, Vitamin D, Hormone) könnte initiiert werden. Die hohen Kosten der Therapie der manifesten Wirbelsäulenosteoporose, aber auch der proximalen Femurfraktur im Alter könnten minimiert werden.

Die Kosten-Nutzen-Relation der Osteodensitometrie ist vermutlich wesentlich höher als die vieler anderer akzeptierter Screeningmethoden (z.B. Mammographie) aufgrund der zu erwartenden hohen Trefferquote. Eine Messung zum Zeitpunkt der Peak Bone Mass (etwa um das 30. Lebensjahr) wäre von großem Interesse. Da bei Männern zunehmend häufig die Osteoporose diagnostiziert wird, könnte sogar ein Screening bei Männern gerechtfertigt werden.

Bei Frauen wäre ein weiterer interessanter Zeitpunkt die Menopause, d.h. etwa um das 50. Lebensjahr.

Zusatzinformation: In der täglichen Praxis erleben wir sehr oft, daß aufgrund von schlechten oder falsch interpretierten Röntgenbildern oder aufgrund unzureichender Dichtemeßmethoden Patienten fälschlich mit teuren Osteoporosetherapeutika behandelt werden. Eine korrekte, preiswerte Densitometrie (Wirbelsäule, proximaler Femur) kann erheblich Kosten einsparen.

28 Ist die Hautdickenmessung eine verläßliche Methode zur Früherkennung oder Diagnose der Osteoporose?

Kurzantwort: Die Hautdickenmessung ist zur Früherkennung und Diagnose der Osteoporose ungeeignet.

Detaillierte Antwort: Bereits in den 70er Jahren wurden Hautdickenmessungen z. B. am Oberarm mit Schublehre durchgeführt und eine gewisse Korrelation mit der Osteoporose beschrieben. Inzwischen läßt sich die Hautdicke sehr präzise mit Ultraschall quantifizieren. Die Korrelation dieses Surrogatparameters mit der Osteoporose ist aber sehr gering und dürfte dadurch bedingt sein, daß Osteoporose und Hautdicke jeweils mit dem Lebensalter korrelieren. Auch bei der Langzeitcorticoidtherapie laufen Osteoporoseausmaß und Verlust an Hautdicke in etwa parallel. Vergleichende Studien haben gezeigt, daß der prädiktive Wert der Hautdickenmessung den verschiedenen Verfahren der Osteodensitometrie eindeutig unterlegen ist.

Salopp gesagt ist der Vorhersagewert auf der Basis der Hautdickenmessung für den Osteoporosegrad nicht besser als das Ausmaß der grauen Haare. In großen Kollektiven findet sich eine Korrelation, im Einzelfall kann man zu einer extrem falschen Einschätzung kommen.

29 Gewinnt im Zeitalter begrenzter Ressourcen die röntgenologische Analyse der Spongiosa-Architektur im proximalen Femur (Singh-Index) wieder an Bedeutung?

Kurzantwort: Die den Knochenmineralgehalt quantifizierenden Methoden der Osteodensitometrie sind der qualitativen Einschätzung der Spongiosaarchitektur am proximalen Femur nach Singh eindeutig überlegen. Bei nicht verfügbarer Osteodensitometrie erlaubt der Singh-Index eine grobe Abschätzung des Frakturrisikos.

Detaillierte Antwort: Beim Singh-Index werden konventionelle Röntgenaufnahmen eines zuvor nicht frakturierten proximalen Femurabschnittes mit schematisierten Vorlagen verglichen, die unterschiedliche Grade von Verlust an Trabekelstrukturen bzw. Trajektorien aufweisen. Die Genauigkeit der Zuordnung hängt entscheidend von der Qualität des Röntgenbildes und der Erfahrung des Untersuchers ab. Abb. **3** zeigt die 7 Grade progredienter Osteopenie am proximalen Femur nach Singh.

Die Methode erlaubt in der Regel lediglich eine sehr grobe Abschätzung, die durch gute Bildqualität und Erfahrung selbstverständlich op-

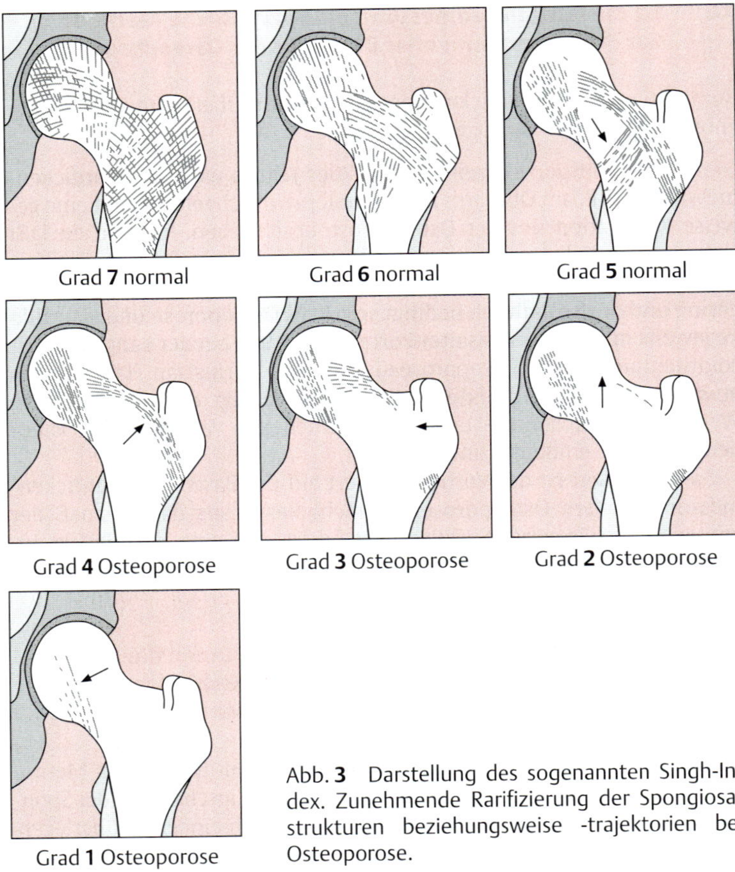

Abb. **3** Darstellung des sogenannten Singh-Index. Zunehmende Rarifizierung der Spongiosastrukturen beziehungsweise -trajektorien bei Osteoporose.

timiert werden kann. Die Osteodensitometrie am proximalen Femur mit DXA-Technik ist durch die direkte Quantifizierbarkeit und die geringe Strahlenbelastung weit überlegen. Bei der DXA-Messung können Oberschenkelhals (Femur Neck), Trochanterregion und die Region des sogenannten Ward'schen Dreiecks separat gemessen werden. Heute wird überwiegend die Gesamtregion (total hip) als Meßparameter herangezogen.

In Regionen oder Ländern, wo keine Osteodensitometrie verfügbar ist, kann der Singh-Index als Orientierungshilfe bei der Abschätzung des Frakturrisikos weiterhin empfohlen werden.

Osteodensitometrie

30 Wie ist die Zuverlässigkeit gebräuchlicher Densitometrieverfahren für die Diagnose der Osteoporose?

Kurzantwort: Meßtechnik, Meßort sowie Erfahrung in Positionierung des Patienten und Meßprotokoll-Interpretation beeinflussen die diagnostische Wertigkeit. Der Meßbefund beschreibt ein statistisches Frakturrisiko, ist aber nicht mit der Osteoporosediagnose gleichzusetzen.

Detaillierte Antwort: Grundsätzlich sind alle zur Zeit verfügbaren Meßtechniken bei exakter Anwendung und Auswertung geeignet, Aussagen über das künftige Frakturrisiko zu machen. Die diagnostische Wertigkeit steigt nach eigener Erfahrung von peripheren Ultraschallmessungen über die periphere CT-Technik, die axiale CT-Technik bis hin zur DXA-Messung. Letztere gilt heute als der Goldstandard und wird bei allen großen multizentrischen Therapiestudien von den Zulassungsbehörden gefordert.

Die Aussagekraft wird durch zwei Meßorte (z. B. LWS und proximaler Femur) erhöht. Diese Einschätzung gilt sowohl für die einmalige Messung zur Frakturrisikoerfassung als auch für die Verlaufskontrolle.

Wichtig ist die Erfahrung mit der jeweiligen Methode und das Beachten der Störfaktoren (z. B. bei LWS-Messung mit DXA: Kontrastmittel im Colon, Aortenkalk, Spondylophyten).

Aus den Unterschieden zu den einzelnen Meßtechniken ergibt sich, daß Wiederholungsmessungen nur mit dem gleichen Gerät sinnvoll sind.

31 Wie ist es zu interpretieren, wenn die Ergebnisse der densitometrischen Wirbelkörpermessung und Femurmessung erheblich divergieren?

Kurzantwort: Häufige Konstellationen mit Divergenzen: 1. Achsenskelett-betonte Osteoporose mit fehlender Osteopenie am proximalen Femur bei frühen postmenopausalen Osteoporosen. 2. Deutliche Osteopenie am proximalen Femur bei falsch hohen Dichtewerten an der LWS (z. B. durch Spondylophyten) vor allem im höheren Lebensalter.

Detaillierte Antwort: Die densitometrischen Meßbefunde an LWS und proximalem Femur sind nur in etwa 50% der Fälle konkordant, Divergenzen in beiden Richtungen kommen häufig vor.

Die Osteoporose ist eine systemische generalisierte Skeletterkrankung. Sie betrifft das Skelett stets symmetrisch, aber nicht immer homogen. Sehr häufig, insbesondere bei der frühen postmenopausalen Osteoporose, sind deutlich achsenskelettbetonte Verläufe zu beobachten, d.h. starke Osteopenie an der LWS durch zunächst bevorzugten Verlust an spongiösem Knochen und Normalbefunde oder moderate Osteopenie am proximalen Femur. Noch deutlicher sind diese Unterschiede bei Messungen am Radiusschaft, d.h. an einem rein corticalen Messort.

Die Umkehrung, d.h. hohe Dichtewerte an der LWS, niedrige Werte am Femur werden vor allem bei fortgeschrittenen degenerativen Veränderungen an der Wirbelsäule beobachtet, d.h. eher im höheren Lebensalter. (Weitere Faktoren, die Diskrepanzen verursachen könnten, vgl. Frage 35.)

32 Warum wird insbesondere bei Männern durch Messung an der Wirbelsäule die Osteoporose oft unterschätzt?

Kurzantwort: Männer haben häufiger degenerative Wirbelsäulenveränderungen, die zu Verdichtungen an Wirbelkörpern und Wirbelgelenken führen.

Detaillierte Antwort: Insbesondere degenerative Bandscheibenprozesse mit Höhenverlust des jeweiligen Diskus führen zur Sklerosierung der angrenzenden Wirbelkörper-Grund- und Deckplatten (Osteochondrose) und im weiteren Verlauf oft zur Osteophytenbildung (Spondylosis deformans).

Daneben treten oft auch Verdichtungen an den kleinen Wirbelgelenken auf (Spondylarthrose). Da all diese Veränderungen stark mineralisieren und bei der üblichen posterior-anterioren Messung der Lendenwirbelsäule mit DXA-Technik im Meßfeld liegen, ist der Dichtewert an der Wirbelsäule scheinbar erhöht. Bei Männern sind diese Befunde häufiger, insbesondere bei Berufsgruppen mit starker körperlicher Belastung.

33 Wie oft oder mit welchem Abstand sollte eine Kontroll-Densitometrie durchgeführt werden?

Kurzantwort: Bei manifesten Osteoporosen sollten in der Regel jährliche Kontrollen erfolgen, bei der Prävention oder Frühtherapie können auch Abstände von zwei bis drei Jahren sinnvoll sein.

Detaillierte Antwort: Theoretisch müßte das Kontrollintervall der Densitometrie von der Gerätepräzision, vom Schweregrad und der Dynamik der jeweiligen Osteoporose und von der erwarteten Effektivität des Therapieregimes abhängig gemacht werden. Für die meisten heute verfügbaren Methoden würde das bedeuten, daß Meßintervalle unter zwei Jahren wenig sinnvoll sind. In der Praxis werden unabhängig von den genannten Faktoren meist einjährige Kontrollen durchgeführt. Nach einem Jahr kann die Messung meist nur einen Trend anzeigen (z. B. 3% Anstieg der Dichtewerte). Da die Messung sehr preiswert und für die Compliance des Patienten sehr wichtig ist, sind jährliche Messungen gerechtfertigt.

Folgende Ausnahmen sind hervorzuheben:
- 6monatige Kontrollen bei rasch progredienter Osteoporose, z. B. bei hochdosierter Corticoidmedikation oder Status nach Organtransplantation,
- 6monatige Kontrolle bei der Erprobung neuer Substanzen in wissenschaftlichen Studien,
- 2- bis 5jährige Kontrollintervalle bei der Behandlung von Osteopenien beziehungsweise bei der Primärprävention.

34 Welche Änderungen der Knochendichte bei jährlicher Kontrolle sind als realistisch, welche als unplausibel einzustufen?

Kurzantwort: Bei erheblichen positiven oder negativen Dichteänderungen (z. B. mehr als 10–25% pro Jahr) muß nach möglichen Störeffekten oder Artefakten gesucht werden.

Detaillierte Antwort: Das übliche Ausmaß der Dichteänderungen variiert abhängig von Meßmethode und Meßort. Bei der Goldstandard-Methode DXA sind an der LWS bei unbehandelten Patientinnen jährlich Verlustraten von 2–4% realistisch, im Einzelfall (z. B. hochdosierte Corticoide, Immobilisation) können auch 6–10% beobachtet werden.

Die zu beobachtenden Zuwachsraten an Knochendichte werden neben Meßort und -methode zusätzlich von der jeweiligen Therapiestrategie beeinflußt. Die üblichen Zuwachsraten, ebenfalls bezogen auf die DXA-Messung der Lendenwirbelsäule, betragen z.B. bei Calcium/Vitamin D, Östrogenen, Raloxifen oder Calcitonin 1–4% pro Jahr. Bei Therapieschemata mit Bisphosphonaten oder Fluorid können im Einzelfall auch 5–10% pro Jahr gemessen werden.

Deutlich höhere Änderungen in beiden Richtungen sind suspekt. Es ist zu prüfen, ob das Meßfeld korrekt abgegrenzt ist. Neu aufgetretene Wirbelfrakturen können durch Höhenverlust des Wirbelkörpers und Stauchung der Spongiosa die Knochendichte eines einzelnen Wirbelkörpers sprunghaft ansteigen lassen. In einem zum Zeitpunkt der Vermessung frisch frakturierten Wirbelkörper kann durch „Abräumung" von Spongiosafragmenten die Dichte abnehmen (weitere Störfaktoren vgl. Frage 35).

35 Welches sind die häufigsten Fehlerquellen bei der Messung mit DXA-Technik?

Kurzantwort: Diverse nicht mit dem Osteoporoseprozeß assoziierte Dichteänderungen im Meßfeld können den Meßbefund modifizieren und zu falsch positiven oder negativen Ergebnissen führen.

Detaillierte Antwort: Bei der DXA-Technik handelt es sich um eine Absorptionsmessung, d.h. die Abschwächung definierter, gebündelter Strahlung beim Durchdringen des Körpers wird gemessen. Die Strahlenschwächung hängt überwiegend vom Calciumgehalt (dem Element mit der höchsten Ordnungszahl) im Strahlengang ab. Tab. **10** zeigt eine

Tab. **10** Störfaktoren bei der Messung der Knochendichte an der Lendenwirbelsäule mit DXA-Technik

ausgeprägte Aortensklerose mit Kalzifikationen
extraossäre Verkalkungen (z.B. Myositis ossificans)
Osteochondrose mit Spondylosis deformans
Deckplatteneinbruch und Kompressionsfrakturen
Jod- oder Bariumkontrastmittel im Meßfeld
Metall-Kleiderverschlüsse, Calciumtabletten
emittierte Strahlung nach kurz zuvor durchgeführter Skelettszintigraphie

Auflistung verschiedener Faktoren, die das Meßergebnis beeinflussen können.

Es ist ersichtlich, daß im Meßbereich des proximalen Femurs seltener Störfaktoren vorkommen, d. h. daß im Zweifel der Femur der sicherere Meßort ist.

36 Welchen Stellenwert hat die Ultraschalluntersuchung des Fersenbeins im Vergleich zu den übrigen Densitometrieverfahren?

Kurzantwort: Die Sonometrie am Calcaneus ist eine interessante Screening-Methode. Als sichere Basis für eine Therapieentscheidung im Einzelfall wird sie von den meisten Experten als nicht ausreichend erachtet.

Detaillierte Antwort: Bei der quantitativen Ultraschalluntersuchung (QUS) können separat Schallgeschwindigkeit und Schallabschwächung im Knochengewebe gemessen werden. Beide korrelieren in unterschiedlicher Weise mit der Festigkeit der Knochenstrukturen. Meist wird eine aus beiden Parametern abgeleitete Größe, die sogenannte „bone stiffness", für die Auswertung benutzt. Diese wird als T-Score-Wert oder Prozentwert der Altersnorm angegeben.

In zahlreichen großen Untersuchungsreihen wurde gezeigt, daß die mit QUS gemessene Festigkeit (stiffness) nur mäßig mit den klassischen Meßbefunden an LWS oder proximalem Femur bei der DXA-Technik korrelieren. Andererseits ergeben epidemiologische Studien eine gute Korrelation zwischen QUS-Befund am Fersenbein und künftigem Risiko proximaler Femurfrakturen.

Nach eigener Einschätzung sollte die QUS-Messung am Calcaneus bis auf weiteres allenfalls als erstes Screening eingesetzt werden. Auf der Basis eines sehr niedrigen Meßbefundes allein die Indikation zu einer langzeitigen und teuren pharmakologischen Therapie zu indizieren, erscheint nicht gerechtfertigt. Andererseits erlaubt natürlich auch ein normaler Meßbefund nicht den sicheren Ausschluß einer achsenskelettbetonten Osteoporose.

Zusatzinformation: Sonometriegeräte mit anderen Meßorten (Tibia, Patella, Phalangen der Finger) sind noch weniger validiert als der Calcaneus. Definitiv obsolet ist die Hautdickenmessung mit Ultraschall als Surrogat für die Osteodensitometrie (vgl. Frage 28).

37 Ist eine periphere Knochendichtemessung ausreichend für eine Therapieentscheidung?

Kurzantwort: Bei der Osteoporose im Stadium I ohne Wirbelkörperfrakturen nicht. Bei manifesten Osteoporosen mit Frakturen könnte die periphere Messung allenfalls zur Verlaufskontrolle herangezogen werden.

Detaillierte Antwort: Jede densitometrische oder sonometrische Messung zur Früherkennung der Osteoporose ist besser als keine Messung. Nicht überall ist die DXA-Messung verfügbar.

Die tägliche Praxis zeigt, daß Therapieentscheidungen aufgrund einer alleinigen peripheren Messung oft problematisch sind. Sowohl bei der Ultraschallmessung als auch bei der peripheren CT-Messung sind Diskrepanzen zur Messung am Achsenskelett sehr häufig, d. h. die periphere Messung kann sowohl falsch-negativ als auch falsch-positiv sein. Natürlich kann auch die Wirbelsäulenmessung mit DXA-Messung falsch hohe Werte liefern (vgl. Fragen 31, 35). Ein Röntgenbild der LWS sollte bei unklaren Fällen zum Vergleich hinzugezogen werden, ebenso wie eine Dichtemessung am proximalen Femur.

Da es meist um eine mehrjährige und durchaus teure Behandlung mit potentiellen Nebenwirkungen geht, ist unseres Erachtens von einer Therapieentscheidung allein auf der Basis einer peripheren Messung abzuraten.

38 Welche Wertigkeit haben die quantitative CT- und DXA-Methode zur objektiven Beurteilung des Stadiums der Osteopenie/Osteoporose?

Kurzantwort: Weltweit gilt heute die DXA-Methode als der Goldstandard der Osteodensitometrie. Bei fehlender Vergleichbarkeit ist die axiale CT-Untersuchung (aQCT) an der LWS eine Alternative, die periphere Messung am Radius (pQCT) die dritte Wahl.

Detaillierte Antwort: Bei der DXA-Methode wird integral Spongiosa und Corticalis, z. B. an der Lendenwirbelsäule oder am proximalen Femur gemessen. Daneben sind auch Ganzkörpermessungen des Knochenmineralgehaltes möglich. Der erhaltene „Flächenwert“ in g/cm^2 zeigt eine sehr gute Korrelation zum künftigen Frakturrisiko. Die WHO-Definition der Osteoporose mit Festlegung von Schwellenwerten (T-Score) bezieht sich primär auf DXA-Meßbefunde. Von daher wird diese Meßmethode heute weltweit bei allen großen Therapiestudien neben der Fraktur als ein wichtiger Kontrollparameter gefordert.

Die CT-Methoden messen einen volumenbezogenen Dichtewert in g/cm^3 und erlauben eine separate Auswertung von Spongiosa und Kompakta. In der Praxis ist dies jedoch offenbar kein Vorteil. Das Frakturrisiko korreliert besser mit dem integralen Flächenwert. Nach eigener Erfahrung wird oft auf der Basis einer aQCT-Messung und noch häufiger bei der pQCT der Grad einer Osteoporose überschätzt. Da bei Wiederholungsmessungen exakt die gleiche Schnittebene gefunden werden muß, ist die Reproduzierbarkeit der QCT oft schlechter als bei der DXA-Messung. Schließlich ist die Strahlenbelastung erheblich höher. Die effektive Strahlenexposition beträgt bei der DXA-Untersuchung der LWS 1 µSv, bei der aQCT-Messung der LWS 30 µSv.

Zusatzinformation: Vgl. Fragen 26, 30.

39 Wird zur Zeit die Häufigkeit der Densitometrieanwendung nicht übertrieben? Sie gibt ja zur Festigkeit des Knochens keine Aussage

Kurzantwort: Osteodensitometrische Messungen wurden in der Vergangenheit viel zu häufig durchgeführt, aktuell nimmt die Anwendungshäufigkeit deutlich ab. Das Meßergebnis erlaubt eine indirekte Aussage zur mechanischen Festigkeit.

Detaillierte Antwort: Der Mißbrauch der Osteodensitometrie in den ersten Jahren der Verfügbarkeit bei sehr attraktiver Kostenerstattung hat eine gute Methode in Verruf gebracht. Durch die erhebliche Reduktion der Erstattung auf zur Zeit unter 30,– DM pro Fall ist die Meßfrequenz erheblich abgefallen.

Immer noch wird jedoch unkritisch und ohne klare Indikation oder Verdachtsmomente auf Osteoporose gemessen. Durch die zahlreichen und zunehmenden Meßtechniken, Gerätehersteller und Meßorte am Skelett werden diskrepante Daten generiert, welche Kontrollmessungen mit Standardgeräten (z.B. DXA) verlangen. Bezüglich der Kontrollintervalle vgl. Frage 33.

Die Osteodensitometrie mit gefilterten Röntgenstrahlen zeigt den Knochenmineralgehalt und nicht die Architektur des Knochens. Da jedoch bei der Osteoporose mit Verlust von Calcium aus dem Knochen stets auch Knochensubstanz insgesamt verloren geht, bedeutet eine Abnahme der Knochendichte stets auch Verlust an Strukturen im Knochen und damit an Festigkeit. Prospektive, epidemiologische Studien haben eindeutig gezeigt, daß mit jeder Verminderung der Knochenmineraldichte um eine Standardabweichung das Frakturrisiko um das 2- bis 5fache ansteigt (vgl. Frage 22).

40 Können Patienten, die bereits eine Erstuntersuchung hatten, auf einem anderen Gerät desselben Fabrikats oder dem eines anderen Herstellers nachuntersucht werden?

Kurzantwort: Wenn keine Kreuzkalibrierung durchgeführt wird, können Änderungen von wenigen Prozent nicht erfaßt werden.

Detaillierte Antwort: Schon bei Messung mit dem gleichen Gerätetyp desselben Herstellers kann die Irrtumswahrscheinlichkeit in der Reproduzierbarkeit um mehrere Prozent ansteigen. Bei vorliegender Eichung beider Geräte mit einem Phantom (z. B. Europhantom) kann dieser Fehler minimiert werden.

Bei DXA-Geräten verschiedener Hersteller mit physikalisch-technischen Unterschieden steigt die Irrtumswahrscheinlichkeit noch erheblich weiter an und wird durch eine Kreuzkalibrierung nur unzureichend kompensiert.

Meßergebnisse verschiedener Meßtechniken und verschiedener Meßorte sind praktisch nicht vergleichbar. Andererseits steigt mit der Anzahl der Meßorte die Sicherheit der diagnostischen Aussage.

Prävention

41 Wie sicher kann Osteoporose bei täglichem Sport verhindert werden? Welche Sportarten, welche Mindestbelastungen?

Kurzantwort: Regelmäßige körperliche Aktivität oder Sport mit Muskelarbeit gegen Widerstände kann die Knochensubstanz erhalten oder leicht vermehren.

Detaillierte Antwort: Das Knochengewebe enthält bislang nicht genau identifizierte Mechanorezeptoren, durch deren Stimulation Knochenformation induziert wird. Es gibt bislang wenig Studien, welche die Wirksamkeit unterschiedlicher Sport- oder Trainingsarten untersucht haben. Insgesamt wird aber zunehmend anerkannt, daß offenbar eine muskuläre Arbeit gegen Widerstand effektiver ist als z.B. Lockerungsübungen.

Am stärksten osteoinduktiv wirkt offenbar Krafttraining, das jedoch je nach Alter und Geschlecht zu dosieren ist. Ein z.B. moderates Krafttraining ist für den Skeletterhalt wertvoller als z.B. Schwimmen oder Fahrradfahren. Genaue Belastungsgrade sind bisher nicht durch Studien definiert. Tab. **11** gibt wichtige Merksätze zum Thema Gymnastik und Osteoporose auf der Basis des heutigen Wissenstandes.

Tab. **11** Körperliche Aktivität und Osteoporose

1. Inaktivität begünstigt Knochensubstanzverlust und Osteoporose.
2. Jegliche Art von Bewegung ist besser als keine Bewegung.
3. Moderates Krafttraining stimuliert am ehesten die Mechanorezeptoren des Knochens.
4. Ein Trainingsprogramm muß möglichst regelmäßig jeden Tag durchgeführt werden.
5. Der Gewinn an Knochensubstanz geht nach Stoppen des Bewegungsprogramms sehr schnell wieder verloren.
6. Es ist nie zu spät. Auch im hohen Alter hat Bewegung noch positive Effekte auf Muskulatur und Skelett.
7. Gymnastik im Alter kann auch über Verbesserung der Koordination das Sturz- und damit Frakturrisiko senken.

42 Sollte prinzipiell eine Osteoporoseprävention durchgeführt werden, und welche Kriterien (z. B. Alter, Befunde) begründen die Prävention?

Kurzantwort: Osteoporoseprävention kann von der Kindheit bis ins hohe Lebensalter sinnvoll sein. Die Indikation hängt vor allem von den individuellen Risikofaktoren und der Knochendichte ab.

Detaillierte Antwort: Das Vermeiden von beeinflußbaren Risikofaktoren ist ein wichtiger erster Schritt zur Osteoporoseprävention, der durch entsprechende Aufklärung von jeder Person möglichst lebenslang beachtet werden sollte, z. B. calciumreiche Kost, Bewegung, Vermeiden von Genußmitteln.

Eine postmenopausale Hormonsubstitution zur Vermeidung des in dieser Lebensphase sehr häufig beschleunigten Knochenverlustes kann im Prinzip generell empfohlen werden. Gleichzeitig ergibt sich ein Benefit für das Risiko von Herzkreislauferkrankungen, für Wechseljahresbeschwerden und das allgemeine Wohlbefinden. In der Praxis sind jedoch die Akzeptanz und Compliance oft besser, wenn densitometrisch eine Osteopenie oder präklinische Osteoporose dokumentiert ist.

Bei langzeitiger Corticoid-Medikation ist generell eine Osteoporoseprävention angezeigt. Die Intensität dieser Präventionsmaßnahmen, d. h. die Konzeption der individuellen Therapiestrategie, hängt dabei entscheidend von der initialen Knochendichte zur Zeit des Beginns der Corticoid-Medikation ab, aber auch von der Höhe der Corticoid-Dosierung und der Grunderkrankung.

Im Senium sind Calcium- und Vitamin-D-Mangel extrem häufig. Eine Calcium-/Vitamin-D-Supplementation (z. B. 800 IE Vitamin D_3 und 1200 mg Calcium pro Tag) kann generell zur Frakturprophylaxe empfohlen werden.

43 Ist immer eine Kombination von Östrogen und Progesteron erforderlich?

Kurzantwort: Die kombinierte Hormonsubstitutionstherapie (HST) mit Östrogen/Gestagen senkt das Risiko des Endometriumkarzinoms. Bei hysterektomierten Frauen ist eine alleinige Östrogensubstitution möglich.

Detaillierte Antwort: Eine kontinuierliche alleinige Östrogenanwendung führt zur permanenten Stimulation und Hyperplasie des Endometriums und damit zu einem erhöhten Risiko maligner Transformationen.

Bei zyklischer Kombination mit einem Gestagenpräparat kommt es dagegen zu regelmäßigen Abbruchblutungen. Der physiologische Zyklus wird imitiert, das Risiko des Endometriumkarzinoms gesenkt.

Hysterektomierte Frauen können dagegen eine HST allein mit Östrogen durchführen.

Bezüglich des Brustkrebsrisikos hat dagegen die zyklische oder auch kontinuierliche Kombination von Östrogen mit Gestagen keinen gesicherten risikosenkenden Effekt.

Zusatzinformation: Unter den postmenopausalen Frauen ohne HST haben die adipösen Frauen ein erhöhtes Risiko, ein Endometriumkarzinom zu entwickeln, da sie relativ höhere Östrogenspiegel haben als ihre schlanken Altersgenossinnen. Ursache ist die Konversion von adrenalen Androgenen zu Östradiol im Fettgewebe durch Aromatasen.

44 Welche Ausschlußkriterien gibt es für die Hormonsubstitution (HST)?

Kurzantwort: Eine HST sollte nicht durchgeführt werden bei Brustkrebs oder thromboembolischen Erkrankungen, die weniger als fünf Jahre zurückliegen.

Detaillierte Antwort: Im Gegensatz zu den Informationen auf den Beipackzetteln der Östrogen-/Gestagen-Präparate gibt es nur wenige harte Kontraindikationen gegen eine HST. Keine Östrogene oder Östrogen-/Gestagen-Präparate sollten gegeben werden bei Mammakarzinom, das weniger als fünf Jahre zurückliegt, und bei Status nach tiefen Venenthrombosen einschließlich Lungenembolie in den letzten Jahren. Auch Endometriose und Endometriumkarzinom sind östrogenabhängig und daher Kontraindikationen. Da Östrogene das Risiko des Endometriumkarzinoms erhöhen, sollten Frauen mit intaktem Uterus keine alleinige Östrogenbehandlung erhalten, sondern stets eine Kombination mit Gestagen.

Hypertonus und Hypercholesterinämie sind keine Kontraindikationen. Obwohl sie durch die HST eher positiv beeinflußt werden, sind sie oft als Kontraindikationen fälschlich aufgelistet. Eine familiäre Häufung von Mammakarzinom kann als relative HST-Kontraindikation eingestuft werden.

45 Ist eine Hormonsubstitutionstherapie (HST) auch jenseits des 70. Lebensjahres noch sinnvoll?

Kurzantwort: Östrogene sind bis ins hohe Lebensalter antiresorptiv auf das Knochengewebe wirksam. Eine akzeptierte und laufende HST kann daher bis ins hohe Alter fortgeführt werden. Der Beginn der HST nach dem 70. Lebensjahr wird meist nicht akzeptiert; wenn überhaupt müßte die HST einschleichend begonnen werden.

Detaillierte Antwort: Die HST mit Östrogen/Gestagen bzw. bei hysterektomierten Frauen mit Östrogen allein ist die erste Wahl der Prävention der postmenopausalen Osteoporose. Wird die HST nach wenigen Jahren gestoppt, ist fünf Jahre später praktisch kein Vorteil bezüglich des Osteoporoserisikos mehr nachweisbar. Die HST muß langzeitig durchgeführt werden (mindestens 8 bis 10 Jahre).

Theoretisch wäre eine spätere Anwendung z.B. zwischen dem 65. und 75. Lebensjahr sinnvoll, da insbesondere bei „laufender HST" das Frakturrisiko gesenkt ist. Andererseits sind die frühpostmenopausalen klimakterischen Beschwerden die Indikation zur HST. Bei späterem Beginn wird meist das Wiederauftreten von Monatsblutungen schlecht toleriert.

Ein kontinuierlich-kombinierter Therapiemodus kann dieses Problem lösen. Der osteoprotektive Effekt der Östrogene ist im Prinzip bis ins hohe Lebensalter gegeben und schwächt sich allenfalls leicht im Senium ab.

Bei Kontraindikationen gegen Östrogene (z.B. familiäre Häufung von Brustkrebs) kann ein selektiver Östrogen-Rezeptormodulator (SERM) wie z.B. Raloxifen osteoprotektiv eingesetzt werden. Diese Substanz senkt gleichzeitig das Brustkrebsrisiko ähnlich wie Tamoxifen.

46 Diagnostische Vorbedingungen für eine medikamentöse Prävention?

Kurzantwort: Vorbedingung für eine medikamentöse Prävention der Osteoporose ist ein nachgewiesen erhöhtes Risiko künftiger Frakturen.

Detaillierte Antwort: Unspezifische Präventionsmaßnahmen (Änderung des persönlichen Lebensstils bezüglich Ernährung, Bewegung) können nach Identifikation entsprechender Risikofaktoren ohne weitere Diagnostik in Eigenregie durchgeführt werden.

Unter einer medikamentösen Prävention verstehen wir je nach Einzelfall die Anwendung von Calcium/Vitamin D_3, Sexualhormonen und in besonderen Situationen auch Osteoporosetherapeutika wie Fluorid, Calcitonin und Bisphosphonate.

1. Diagnostische Vorbedingungen für Calcium/Vitamin-D-Substitution:
   - sorgfältige Anamnese der Risikofaktoren (gravierende Risikofaktoren sind u. a. positive Familienanamnese und vorbestehende Frakturen),
   - Ernährungsanamnese (Milchprodukte? Sonnenexposition?),
   - Nierensteine? (evtl. Messung der Urin-Calciumausscheidung)
   - Osteodensitometrie nicht obligat.
2. Diagnostische Vorbedingungen für Sexualhormone und andere spezifische Osteoporosetherapeutika. Sorgfältige Anamnese der Risikofaktoren:
   - Frakturanamnese (Achsenskelett, peripheres Skelett),
   - Osteodensitometrie,
   - Laborprogramm (BSG, Blutbild, Calcium, Phosphor, alkalische Phosphatase, yGT, Kreatinin, Elektrophorese).

47 Bei welcher Konstellation ist die Verordnung von SERMs indiziert?

Kurzantwort: Raloxifen, das erste verfügbare SERM, kann generell für die Prävention und Frühtherapie der postmenopausalen Osteoporose eingesetzt werden.

Detaillierte Antwort: SERMs steht für *S*elektive *E*strogen *R*ezeptor *M*odulatoren. Es handelt sich um eine neue Arzneimittelgruppe, die östrogenähnliche Moleküle umfaßt, welche an verschiedenen Geweben differente Effekte haben. Raloxifen z. B. ist osteoprotektiv und antiarteriosklerotisch wirksam, hemmt aber die Proliferation von Endometrium- und Mammagewebe. Klimakterische Beschwerden werden nicht gemildert, eher leicht gesteigert.

Aufgrund der umfangreichen Studien mit perfektem Design und positivem Effekt auf Knochendichte und Frakturinzidenz wurde Raloxifen zunächst für die Indikationen Prävention und Therapie postmenopausaler Osteoporosen zugelassen. Dabei kann der Substanz das Gütesiegel EBM (Evidence based medicine) zugestanden werden.

Tab. **12** Aktuelles Indikationsfeld für Raloxifen

- zugelassen für Prävention und Therapie der postmenopausalen Osteoporose,
- besonders interessant bei Kontraindikationen gegen die klassische Hormonsubstitution,
- empfehlenswert bei Status nach Mammakarzinom oder positiver Familienanamnese bezüglich Brustkrebs,
- bei ausgeprägten klimakterischen Beschwerden nicht zu empfehlen,
- bei Männern bislang nicht erprobt,
- Kombination des antiresorptiv wirksamen Raloxifen mit osteoanabolem Fluorid wird z. Z. erprobt.

48 Aktueller Stand der Prävention ? Was ist gesichert ?

Kurzantwort: Für verschiedene Osteoporoseformen in verschiedenen Lebensphasen gibt es einen Konsens über empfehlenswerte Präventivmaßnahmen.

Detaillierte Antwort: Vermeidung von selbst beeinflußbaren Risikofaktoren für eine Osteoporose kann lebenslang aktiv betrieben werden. Daneben gibt es für verschiedene Osteoporoseformen bzw. für die entsprechenden Lebensphasen einige spezifische Empfehlungen zur Prävention:

1. *Im Kindesalter:* Ausgewogene Ernährung und hoher Anteil von Milchprodukten; regelmäßige körperliche Aktivität.
2. *Frauen in der frühen Postmenopause:* Hormonsubstitution mit Östrogen plus zyklisch Gestagen bzw. mit Östrogen allein bei hysterektomierten Frauen. Bei Kontraindikationen oder bei erhöhtem Brustkrebsrisiko Raloxifen.
3. *Frauen in der späteren Postmenopause:* Etwa ab dem 60. Lebensjahr kann bei Frauen mit moderatem Risiko bzw. leichter Osteopenie eine Calcium/Vitamin-D-Substitution zur Prävention ausreichen.
4. *Männer im mittleren Lebensalter:* Gesunde calciumreiche Ernährung, Bewegung, Verzicht auf Nikotin und Alkohol.
5. *Im Senium bei Frauen und Männern:* Calcium/Vitamin-D-Supplemente zur Senkung des Risikos von proximalen Femurfrakturen; Beratung und Training zur Senkung des Sturzrisikos; evtl. Hüftprotektor.

Therapie

Basistherapie, Schmerztherapie

49 Was beinhaltet die Basistherapie der manifesten Osteoporose?

Kurzantwort: Unter dem Begriff Basistherapie der Osteoporose werden die einfachen Behandlungsmöglichkeiten zusammengefaßt, die grundsätzlich als „Basismaßnahmen" durchgeführt werden sollten: Beseitigung von beeinflußbaren Risikofaktoren wie z. B. Bewegungsmangel, ungenügende Calcium/Vitamin-D-Versorgung, Nikotin, Alkohol.

Detaillierte Antwort: Bei jedem Patienten mit densitometrisch, röntgenologisch und klinisch nachgewiesener Osteoporose sollte eine sehr sorgfältige Risikofaktoren-Anamnese erfolgen. Beeinflußbare Osteoporoserisikofaktoren (Tab. **13**) sollten durch geeignete Gegenmaßnahmen beseitigt oder soweit wie möglich reduziert werden.

Die individuell angepaßten Empfehlungen für die Basistherapie verlangen nach der Anamnese ein ausführliches Beratungsgespräch. Besonderer Wert ist dabei auf die körperliche Aktivität und die Ernährung zu legen. Bei der Mehrzahl der Patienten ist durch gezielte Fragen sehr rasch eine Calcium/Vitamin-D-Unterversorgung evident, die durch Änderung des Lebensstils bei den meisten älteren Patienten nicht sicher zu beheben ist. In der Mehrzahl der Fälle ist daher im Rahmen der Basistherapie eine Calcium/Vitamin-D-Supplementation angezeigt (z. B. 1200 mg Calcium und 800 IE Vitamin D pro Tag).

Tab. **13** Beeinflußbare Risikofaktoren der Osteoporose

- Inaktivität, Bewegungsmangel
- Calciummangelernährung (wenig Milchprodukte)
- Vitamin-D-Mangel (Nahrung und Sonnenlicht)
- Genußmittel (Nikotin, Alkohol)
- Östrogenmangel (Amenorrhoe, frühe Menopause)
- Langzeit-Corticoid- oder Heparintherapie

50 Inwieweit muß bei der Basistherapie mit Calcium/ Vitamin D eine Nephrolithiasis bzw. Calcium-Oxalatstein-Anamnese berücksichtigt werden?

Kurzantwort: Bei Nierensteinanamnese sollte die Calciumausscheidung im Urin gemessen werden. Eine calciumarme Diät kann das Risiko der Bildung von Oxalatsteinen erhöhen.

Detaillierte Antwort: Das Risiko von Nierensteinen ist bei der üblich dosierten Supplementation mit Calcium und nativem Vitamin D nicht erhöht. Eine sehr seltene Ausnahme ist die idiopathische Hyperkalzurie, die häufiger bei Männern als bei Frauen beobachtet wird. Aufgrund der Seltenheit dieser Stoffwechselstörung ist die Indikation zu einem generellen Screening der Calciumurin-Ausscheidung vor der Anwendung von Calcium/Vitamin D umstritten. Die renale Calciumausscheidung kann im 24-Stunden-Urin oder im morgendlichen Nüchtern-Urin jeweils bezogen auf Kreatinin gemessen werden. In jedem Fall sollte jedoch die Calciumausscheidung bei Patienten mit früheren oder aktuellen Nierensteinen gemessen werden, um ggf. die Calcium/Vitamin D-Dosierung zu reduzieren oder ganz darauf zu verzichten.

Es ist zu beachten, daß allenfalls auf eine Calcium-Supplementation verzichtet werden sollte, keinesfalls jedoch eine calciumarme Diät anzuraten ist. Diese bewirkt durch Induktion eines sekundären Hyperparathyreoidismus eine erhöhte Knochenresorption und begünstigt dadurch die Osteoporose, ohne sicher vor neuen Nierensteinen zu schützen. Gerade bei der häufigsten Form der Nephrolithiasis, den Oxalatsteinen, wird durch calciumarme Kost die enterale Resorption von Oxalat begünstigt, d. h. das Steinrisiko kann sogar ansteigen.

51 Medikamentöse Schmerztherapie bei akutem Schub einer Osteoporose bzw. bei Sinterungsfrakturen?

Kurzantwort: Individuell adaptierte, kombinierte Schmerztherapie aus peripher und zentral angreifenden Analgetika eventuell plus Muskelrelaxanzien und Calcitonin zur Vermeidung einer knochenschädlichen Immobilität.

Detaillierte Antwort: Bei frischen Wirbelkörpereinbrüchen oder Nachsinterungen bereits frakturierter Wirbelkörper ist eine peripher analgetische Therapie mit Paracetamol, Novaminsulfon oder NSAR meist nicht ausreichend. Gute Erfahrungen haben wir mit der alternierenden Gabe von Novaminsulfon- oder Tramadol-Tropfen alle 4–6 Stunden gemacht. In schweren Fällen könnten Patienten für einige Wochen auf eine kontinuierliche perkutane Opiattherapie mit Fentanyl-Pflaster eingestellt werden.

Selbstverständlich sind je nach Verträglichkeit und Nebenwirkungen im Einzelfall die verschiedensten Kombinationen von peripheren und zentral angreifenden Analgetika möglich. Oft kann die Analgetikabedürftigkeit durch Muskelrelaxanzien (z.B. Tolperison) oder Calcitonin-Injektionen oder auch Antidepressiva reduziert werden. Eine schmerzbedingte Immobilität sollte in jedem Fall vermieden werden. Der Teufelskreis aus Immobilität und progredientem Knochenverlust (Abb. **4**) muß unbedingt verhindert werden. Bei der Gabe von NSAR sollte präventiv eine Magenschutztherapie verordnet werden (z.B. Omeprazol), insbesondere, wenn in der Anamnese Gastritiden oder Ulcera bekannt sind. Eine Alternative ist der neue selektive COX-2-Hemmer Rofecoxib.

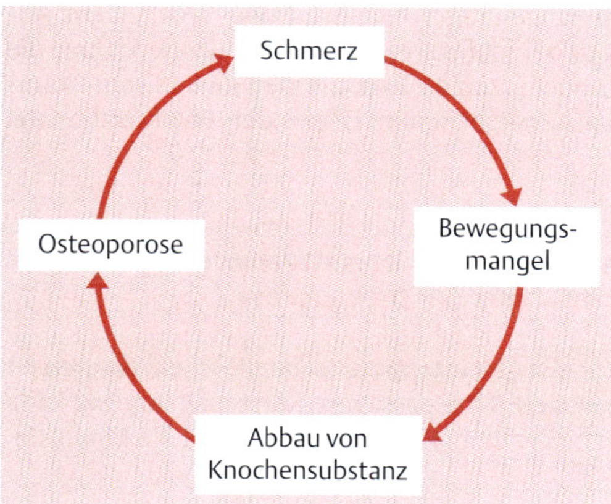

Abb. **4** Circulus vitiosus zwischen Schmerz und Osteoporose.

52 Warum ist der Schmerz nach Calcitonin so rasch weg?

Kurzantwort: Calcitonin hat eine vom spezifischen Effekt auf die Osteoklasten unabhängige analgetische Potenz, die über Rezeptoren im zentralen Nervensystem, aber vermutlich auch über periphere Mechanismen vermittelt wird.

Detaillierte Antwort: In Tierversuchen wurde erstmals 1961 gezeigt, daß die Schmerzwahrnehmung durch intracerebro-ventrikuläre Applikation von Calcitonin gesenkt werden kann. Zahlreiche nachfolgende Studien belegten analgetische Effekte bei skelettalen und extraskelettalen Schmerzsyndromen. Schmerzreduktion wurde sowohl bei subkutaner wie nasaler Applikation des Hormons beobachtet. Sehr große placebokontrollierte Doppelblindstudien wurden jedoch nie durchgeführt.

Die Fragestellung läßt sehr positive Therapieerfahrungen des Kollegen mit Calcitonin vermuten. Tatsächlich setzt der analgetische Effekt z.B. bei Knochenmetastasen, Osteoporose, Morbus Paget oder Sudeck-Syndrom meist erst nach einigen Tagen bis hin zu zwei Wochen ein. Andere Analgetika können dabei stufenweise reduziert werden. Über die Rate der Non-Responder bei einzelnen Indikationen gibt es sehr unterschiedliche Angaben (vgl. analgetischen Effekt der Bisphosphonate, Frage 71).

53 Wertigkeit von Bettruhe und Korsettversorgung bei der Schmerztherapie der Osteoporose?

Kurzantwort: Selbst nach frischen osteoporotischen Wirbelfrakturen ist längere Bettruhe nicht indiziert. Eine passagere Korsettversorgung kann im Rahmen der akuten Schmerztherapie hilfreich sein und die Mobilisierung beschleunigen.

Detaillierte Antwort: Bei rein osteoporotischen Frakturen besteht nie die Gefahr des Querschnittsyndroms (im Gegensatz zu traumatischen oder malignombedingten Frakturen mit Beteiligung der Wirbelkörperhinterkante). Die chirurgische Behandlungsmethode einer mehrwöchigen Immobilisation (evtl. sogar im Gipsbett) ist deshalb bei osteoporotischen Frakturen nicht nötig bzw. sogar kontraindiziert.

Zahlreiche Kasuistiken belegen, daß eine mehrwöchige Immobilisation bei Osteoporose den Knochensubstanzverlust dramatisch steigert und daß in der nachfolgenden Mobilisationsphase oft multiple Frakturen auftreten. Nach einem frischen Wirbeleinbruch oder einer Kompressionsfraktur mit heftigsten Schmerzen sollte der Patient nach wenigen Tagen unter einer adäquaten analgetischen Therapie (vgl. Frage 51) das Bett verlassen.

Ähnliches gilt im Prinzip für die Korsettversorgung. Eine kurzzeitige Rumpfstabilisierung kann die Schmerzen lindern und somit die Mobilisierung beschleunigen. Eine langzeitige Behandlung insbesondere mit einem starren Korsett führt zu progredienter Muskel- und Knochenatrophie. Starre 3-Punkt-Rahmenmieder werden wegen Schmerzen an den Druckstellen meist ohnehin nicht toleriert. Elastische Mieder mit Unterstützung der Ballonfunktion des Abdomens sind aus eigener Erfahrung in der Regel nützlicher.

54 Ab wann halten Sie den Einsatz von Opioiden in der Schmerztherapie der Osteoporose für angezeigt?

Kurzantwort: Bei frischen osteoporotischen Deckplatteneinbrüchen oder Kompressionsfrakturen sind die heftigen Rückenschmerzen oft nur durch Opioide zu beherrschen.

Detaillierte Antwort: Der akute Schmerz in den ersten Tagen nach Wirbelkörpereinbrüchen wird in der Regel als unerträglich geschildert und führt stets zu schmerzbedingter Immobilität. Patienten, die gleichzeitig an koronarer Herzkrankheit leiden, schildern den Frakturschmerz oft schlimmer als Angina pectoris bzw. Myokardinfarkt. Da die Immobilität zu weiterem Knochenverlust führt, muß eine konsequente Schmerztherapie einsetzen. Diese kann mit peripher angreifenden Analgetika (z. B. Novaminsulfon) oder NSAR (Diclofenac, Rofecoxib) beginnen, wird aber meist sehr rasch auf Opioide übergehen müssen.

Ziel ist es, den Patienten sehr schnell einigermaßen schmerzarm zu bekommen, um mit einem vorsichtigen Mobilisierungsprogramm zu beginnen (vgl. Circulus vitiosus zwischen Schmerz und Osteoporose, Frage 51).

55 Welche Komponenten umfaßt das Gesamtkonzept der Osteoporosetherapie, und wie sollte es praktisch umgesetzt werden?

Kurzantwort: Die Osteoporosebehandlung umfaßt die Basistherapie, Schmerztherapie und die den Knochenumbau modifizierenden Therapieformen. Die einzelnen Komponenten sind adaptiert an Art und Schwere des individuellen Falles abgestuft einzusetzen.

Detaillierte Antwort: Die Abb. **5** zeigt ein einfaches Stufenschema zur Therapie der Osteoporose.

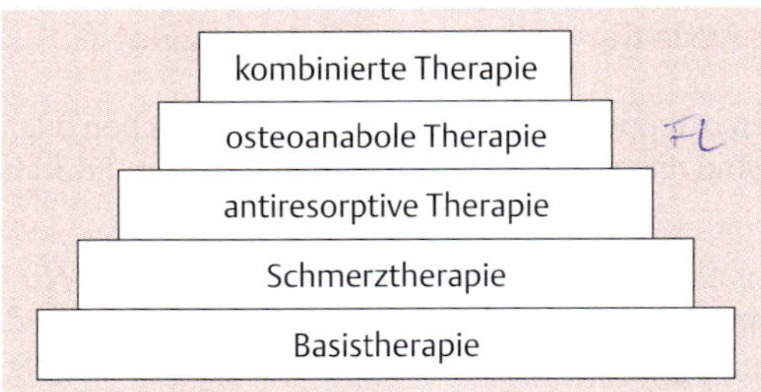

Abb. **5** Stufenschema zur differenzierten Osteoporosebehandlung.

Die einzelnen Komponenten dieses therapeutischen Spektrums sollten je nach vorliegendem Fall (Alter, Geschlecht, Osteoporoseform, -schweregrad, -aktivität, Begleiterkrankungen, Verträglichkeit, Akzeptanz) individuell adaptiert zum Einsatz kommen.

1. Die Basistherapie (vgl. Frage 49) umfaßt die Risikofaktor-Beratung und dabei insbesondere die Calcium-/Vitamin-D-Substitution, die Gymnastik und Sturzprophylaxe.
2. Die adäquate Schmerztherapie verbessert die Lebensqualität und begünstigt die Mobilisierung (vgl. Fragen 51, 53).
3. Die antiresorptiven Substanzen wie Östrogen, Raloxifen, Calcitonin und Bisphosphonate hemmen den Knochenabbau und führen über eine Zunahme der Knochendichte und Verbesserung der Qualität der verbleibenden Strukturen zu einer Verminderung der Frakturen.
4. Osteoanabole Medikamente wie Fluorid (in Zukunft vielleicht auch Parathormon, Strontium u.a.) können bei richtiger Anwendung die Knochensubstanz eindeutig vermehren und damit das Frakturrisiko senken (vgl. Frage 59).

5. Vielversprechend sind auch Kombinationen aus Antiresorptiva und Osteoanabolika. Sehr gute Daten liegen bereits vor für die Kombination von Östrogen/Gestagen mit Fluorid. Pilotstudien werden mit Bisphosphonaten und Fluorid durchgeführt. Die Studienlage reicht aber insgesamt noch nicht für weitergehende Empfehlungen aus.

56 Wie ist die Wertigkeit der Calcitonintherapie ?

Kurzantwort: Das natürliche Peptidhormon Calcitonin hemmt die Osteoklasten und damit die Knochenresorption. Zusätzliche analgetische Effekte werden sowohl bei der subkutanen wie bei der nasalen Applikationsform beobachtet.

Detaillierte Antwort: Das aus 32 Aminosäuren bestehende Peptidhormon Calcitonin senkt den Knochenabbau bzw. -anbau durch Bindung an spezifische Oberflächenrezeptoren der Osteoklasten. Die Folge ist bei Akutanwendung ein milder calciumsenkender Effekt, bei Langzeitanwendung ein Anstieg der Knochendichtewerte wie bei allen antiresorptiven Osteoporosetherapeutika. Die antiresorptive Potenz ist sicher moderater als die der modernen Bisphosphonate. Andererseits sind sowohl Lachs- als auch Humancalcitonin physiologische Peptide, die im Stoffwechsel degradiert und nicht im Organismus retiniert werden. Toxische Effekte sind somit nicht bekannt. Die Anwendung ist daher z.B. auch bei Kindern, gebärfähigen jungen Frauen und während der Schwangerschaft möglich.

Bis vor kurzem fehlte der Nachweis, daß eine Calcitonin-Langzeit-Therapie die Frakturinzidenz bei Osteoporose senkt. Die fünfjährige PROOF-Study hat gezeigt, daß mit 200 IE Calcitonin, gegeben als Nasalspray, eine signifikante Senkung der Wirbelfrakturinzidenz erreicht werden kann.

Der analgetische Effekt von Calcitonin ist in zahlreichen Publikationen beschrieben und teilweise auch kontrovers diskutiert worden. Er ist nach eigenen Erfahrungen oft sehr eindrucksvoll, gelegentlich aber auch nicht erzielbar. Die diesbezüglichen Daten genügen nicht den Kriterien der Evidence based medicine. Wer selbst positive Erfahrungen gemacht hat, hält daran fest, in schweren Fällen von Osteoporose Calcitonin additiv im Rahmen der analgetischen Therapie einzusetzen (vgl. Frage 52).

Fluoridtherapie

57 Wann sollten Fluoride eingesetzt werden und vorzugsweise in welcher Kombination?

Kurzantwort: Eine kontrollierte, niedrig dosierte Fluoridtherapie kombiniert mit Calcium/Vitamin D führt zu einem linearen Anstieg der Knochenmasse und senkt die Frakturraten bei manifesten Osteoporoseformen.

Detaillierte Antwort: Hauptindikation der Fluoridtherapie ist die manifeste postmenopausale Osteoporose mit Wirbelkörperfrakturen und niedriger Knochenmasse insbesondere an der Lendenwirbelsäule. Therapieziel ist ein substantieller Zugewinn an trabekulären Knochenstrukturen und damit an Festigkeit und Senkung der Bruchgefahr.

Diverse Studien der letzten Jahre zeigen, daß bioverfügbare Dosen von 15 bis 20 mg Fluoridionen pro Tag, gegeben als Natriumfluorid oder Monofluorphosphat, dieses Ziel am besten erreichen. Durch Kombination mit Calcium und Vitamin D wird eine Untermineralisation des neu gebildeten Knochengewebes vermieden und die Festigkeitszunahme begünstigt.

Die positiven Therapiedaten beziehen sich in erster Linie auf die postmenopausale Osteoporose, aber auch für die Corticoid-Osteoporose und die primäre Osteoporose bei Männern gibt es positive Therapieergebnisse. Daß die vorliegenden Studien in Umfang und Patientenzahl den Bisphosphonat-Studien weit unterlegen sind, liegt allein an dem niedrigen Preis von Fluorid und dem fehlenden Patentschutz.

Erste Kombinationsstudien mit Fluorid und Östrogen/Gestagen zeigen, daß offenbar additive Therapieeffekte erzielt werden können. Das gleiche zeigen auch Pilotstudien mit Kombination von Fluorid und Bisphosphonaten an. Diese Kombinationen sollten jedoch bis auf weiteres der klinischen Forschung vorbehalten bleiben.

58 Nebenwirkungen der Fluoridtherapie ?

Kurzantwort: Unter einer Langzeit-Fluoridtherapie kann es zu gastrointestinalen Nebenwirkungen und zu Beschwerden in den unteren Extremitäten kommen. Bei den heute verfügbaren Präparaten in relativ niedriger Dosierung sind diese Nebenwirkungen selten.

Detaillierte Antwort:

1. *Gastrointestinale Nebenwirkungen:* Bei magenlöslichen Natrium-Fluorid-Kapseln (NaF) besteht ein relativ hohes Risiko von epigastrischen Beschwerden, da im Magen freie Fluoridionen auftreten (N. B.: HF = sehr aggressive Flußsäure). Bei retardierten und/oder dünndarmlöslichen NaF-Tabletten oder Dragees sind epigastrische Beschwerden selten und moderat.
   Bei Gabe des Fluorids in Form von Monofluorphosphat ist die Inzidenz von gastrointestinalen Nebenwirkungen ohnehin gering, da erst während des Resorptionsprozesses in der Dünndarmmukosa die Fluoridionen vom Fluorphosphat abgespalten werden.
2. *Lower extremity pain-Syndrome (LEPS):* Während einer Fluorid-Langzeittherapie kommt es nicht selten im Bereich der Sprunggelenke oder der Ferse, sehr selten dagegen im Bereich von Knie oder Hüfte zu Schmerzen. Ursache ist die Anhäufung von verzögert heilenden Mikrofrakturen der Spongiosa mit entsprechenden Mikrokallusformationen im Knochen (intraossäre Druckerhöhung!). Eine sofortige Unterbrechung der Fluoridtherapie für 6–8 Wochen bei Beginn der Symptome vermeidet stärkere Beschwerden.
3. *Iatrogene Fluorose:* Sie ist keine eigentliche Nebenwirkung, sondern in der Regel Folge einer Fehlbehandlung, d. h. entweder zu lange und zu hoch dosierte Fluoridtherapie oder Fluoridgabe bei vermeintlicher Osteoporose (vgl. Frage 61).

59 Welche Anstiegsraten an Knochendichte können mit der Fluoridtherapie erwartet werden?

Kurzantwort: Die Zunahme des Knochenmineralgehaltes (KMG) an der Lendenwirbelsäule ist dosisabhängig. Anstiegsraten von 3–5% pro Jahr sind anzustreben.

Detaillierte Antwort: In einer Studie der Mayoklinik aus dem Jahre 1990 nahm der KMG der LWS um durchschnittlich 9% pro Jahr zu (36% nach 4 Jahren) bei einer Dosis von Natriumfluorid von 75 mg (= 37 mg Fluoridionen pro Tag). Da dieser „schöne Anstieg" nicht mit einer signifikanten Senkung der Wirbelkörperfrakturen einherging, wurden alle nachfolgenden Studien mit Monoflourphosphat oder Natriumfluorid mit niedrigeren Dosen durchgeführt, meist im Dosisbereich zwischen 15 und 25 mg Fluoridionen pro Tag.

In zwei eigenen Studien haben wir bei Männern mit 15 mg Fluorid pro Tag, intermittierend appliziert, einen mittleren Anstieg von 3% pro Jahr an der Lendenwirbelsäule erreicht (1), mit 20 mg kontinuierlich bei postmenopausalen Frauen 6,5% pro Jahr (2).

Die Zusammenfassung von 6 großen Studien der letzten 5 Jahre ergibt bei Tagesdosen zwischen 12 und 25 mg einen durchschnittlichen Anstieg an der LWS von 4,3% pro Jahr und am Oberschenkelhals von 0,8 pro Jahr.

Literatur

1 Ringe JD, Dorst A, Kipshoven C, Rovati LC, Setnikar I. Avoidance of vertebral fractures in men with idiopathic osteoporosis by a three year therapy with calcium and low-dose intermittent monofluorophosphate. Osteoporosis Int 1998; 8: 47–52

2 Ringe JD, Kipshoven C, Cöster A, Umbach R. Therapy of established post-menopausal osteoporosis with monofluorophosphate plus calcium: Dose-related effects on bone density and fracture rate. Osteoporosis Int 1999; 9: 171–178

60 Ist bei der Fluoridtherapie der lange umstrittene frakturosenkende Effekt inzwischen gesichert?

Kurzantwort: Aus den zusammengefaßten Daten mehrerer mittelgroßer Studien der letzten Jahre läßt sich eine Abnahme von Wirbelkörperfrakturen zwischen 50 und 60% nach 2–3 Therapiejahren ableiten.

Detaillierte Antwort: Bedingt durch die sehr niedrigen Preise von Fluoridsalzen hat die pharmazeutische Industrie keine Möglichkeit, die alte Frage nach der frakturosenkenden Effektivität mit einer placebokontrollierten Doppelblindstudie an z.B. 2000 Patienten über 3 Jahre definitiv zu klären. Da außerdem Fluorid nicht patentrechtlich geschützt ist, könnten bei positivem Ergebnis Generikafirmen Fluorid zu Niedrigpreisen anbieten, und die erhebliche Investition für die Studie wäre für die entsprechende Firma nie wieder aufzuholen.

Eine Eigenanalyse von 6 Studien der letzten 5 Jahre (einschließlich der französischen FAVOS-Studie mit negativem Ergebnis) mit insgesamt 1063 Patienten ergibt bei Fluoriddosen zwischen 12 und 25 mg pro Tag eine mittlere Zunahme der Knochendichte an der LWS von 4,3% und am Femurhals von 0,8% sowie eine Abnahme der Wirbelkörperfrakturen um 56% (s. Tab. **14**). Wir setzten Fluorid/Calcium/Vit-

Tab. **14** Übersicht über 6 Therapiestudien zur Fluoridtherapie mit insgesamt 1063 Patienten, aus denen die o.g. mittleren Knochendichtewerte und Frakturinzidenzen berechnet wurden

Autoren	Publ.	Patienten	Studiendesign	Dauer
1. CYC Pak et al.	1995	99 w	randomisiert, placebokontrolliert	4 Jahre
2. J Farrerons et al.	1997	252 w	prospektiv, kontrolliert	5 Jahre
3. PJ Meunier et al.	1998	354 w	randomisiert, placebokontrolliert	2 Jahre
4. JY Reginster et al.	1998	164 w	randomisiert, doppelblind	4 Jahre
5. JD Ringe et al.	1998	60 m	randomisiert, kontrolliert, Obs.-blind	3 Jahre
6. JD Ringe et al.	1999	134 w	randomisiert, kontrolliert, Obs.-blind	3 Jahre

Obs.-blind = Oberserver blind

amin D weiter, insbesondere bei achsenskelettbetonten postmenopausalen Osteoporosefällen ein.
Insgesamt ist also mit wissenschaftlichem Vorbehalt ein positiver Effekt einer Fluoridtherapie im genannten Dosisbereich zu erwarten. Die Datenlage zu Fluorid genügt allerdings nicht den Kriterien der Evidence based medicine (EBM). Eine große Studie im Sinne der EBM wird aus den obengenannten Gründen vermutlich nie durchgeführt werden.

61 Wie kann das Auftreten einer Fluorose bei der Fluoridtherapie vermieden werden?

Kurzantwort: Eine iatrogene Fluorose ist vermeidbar durch adäquate Fluoriddosierung, regelmäßige Kontrollen der Knochendichte und zeitliche Begrenzung der Fluoridtherapie.

Detaillierte Antwort: Beim Krankheitsbild der endemischen Fluorose handelt es sich um eine pathologische Verdichtung der Knochen (Sklerosierung, Hyperostose) evtl. mit Kalzifikation von Bändern und Sehnenansätzen infolge einer lebenslangen Aufnahme von Trinkwasser mit erhöhter Fluoridkonzentration.

Die iatrogene Fluorose ist keine Nebenwirkung der Fluoridtherapie der Osteoporose, sondern stets Folge eines Behandlungsfehlers. Die unkontrollierte Gabe von zu hohen Fluoriddosierungen über zu lange Zeiträume kann durch übermäßige Stimulation der Osteoblasten zu pathologisch überhöhter Knochendichte, d.h. zur Fluorose, führen.

Eine wichtige Rolle spielt dabei offenbar die Ausgangsmasse an Knochensubstanz. Personen mit nur leichter Osteopenie oder sogar normaler Knochenmasse, die fälschlich als osteoporotisch eingestuft wurden (z.B. auf der Basis eines schlecht belichteten Röntgenbildes), werden viel eher eine Fluorose entwickeln als Patienten mit fortgeschrittener Osteoporose, d.h. mit geringer innerer Knochenoberfläche, auf der Anbau erfolgen kann. Ob darüber hinaus eine individuelle Disposition zur Fluorose besteht, d.h. übermäßiges Ansprechen auf Fluorid, ist nicht gesichert.

Bei korrekter Diagnose der Osteoporose, bei Dosierungen von 15–20 mg Fluoridionen pro Tag und Begrenzung der Therapie auf 3 bis 4 Jahre kommt eine Fluorose praktisch nicht vor. Darüber hinaus zeigen jährliche Kontrollen der Knochendichte an der LWS und am proximalen Femur früh genug an, ob die Dichtewerte über den Referenzbereich hinaus ansteigen.

62 Warum haben Fluoridstudien oft widersprüchliche Ergebnisse? Gibt es inzwischen einen Therapiekonsens zur Fluoridtherapie?

Kurzantwort: Unterschiedliche Fluoriddosierungen bei relativ kleinen Patientengruppen in den jeweiligen Studien haben in der Vergangenheit uneinheitliche Ergebnisse insbesondere bezüglich der Frakturraten ergeben.

Detaillierte Antwort: Die erste größere Fluoridstudie mit dem Zielparameter Frakturinzidenz wurde an der Mayoklinik an 135 Patienten durchgeführt. Ein hochsignifikanter Anstieg der Knochendichtewerte an der Lendenwirbelsäule von 36% nach vier Jahren ging nicht mit einem entsprechenden Abfall der Wirbelfrakturrate einher.

Heute ist klar, daß mit ca. 35 mg bioverfügbaren Fluoridionen pro Tag viel zu hohe Fluoridmengen appliziert worden waren. Nachträglich analysierte Knochenproben einzelner Patienten dieser Studie zeigten teilweise toxisch erhöhte Fluorid-Konzentration im Knochengewebe.

Seitdem sind mindestens sechs größere und bezüglich ihres Designs akzeptable weitere Studien in Europa und in den USA erfolgt, die Fluoridmengen zwischen 12 und 25 mg pro Tag verwendeten. Bis auf eine Studie, die aufgrund ihrer nur zweijährigen Dauer und vier verschiedener Therapien problematisch war, haben alle anderen signifikante fraktursenkende Effekte gezeigt.

Effektive Fluoridionen-Dosen von 15 – 20 mg pro Tag dürften danach vermutlich der optimale Therapiebereich sein. Außerdem hat sich herausgestellt, daß die Ergebnisse der Fluoridtherapie offenbar durch eine konsequente Kombination mit Calcium und Vitamin D verbessert werden (vgl. Frage 57).

Große Studien mit mehreren 1000 Patienten zur definitiven Klärung werden mit großer Wahrscheinlichkeit nie durchgeführt werden, da die Substanz Fluorid zu preiswert ist, um die nötigen großen Investitionen in Fluoridstudien zu rechtfertigen.

63 Ist eine intermittierende Fluoridtherapie besser als eine kontinuierliche Behandlung?

Kurzantwort: Einige Argumente sprechen für eine intermittierende Fluoridtherapie. Der Vorteil der intermittierenden Therapie gegenüber einer täglichen oralen Gabe ist jedoch streng wissenschaftlich bislang nicht gesichert.

Detaillierte Antwort: Die Gesamtdatenlage zur Fluoridtherapie der letzten Jahre weist darauf hin, daß der Erfolg einer Fluoridtherapie im wesentlichen davon abhängt, mit möglichst geringen Fluoriddosen gerade die Osteoblasten zu stimulieren, ohne daß zuviel Fluorid im Knochen gebunden wird. Die meisten Experten gehen davon aus, daß dies mit bioverfügbaren Fluoridionendosen von 15–20 mg erreichbar ist.

Die wenigen bisher durchgeführten intermittierenden Studien haben signifikant positive Effekte auf die Knochendichte und die Frakturinzidenz ergeben. Offenbar hält in der Therapiepause von 4–8 Wochen der stimulierende Effekt von Fluorid an. Das heißt andererseits, daß der effektive Fluoridgehalt im Knochen am Ende der Therapie geringer sein dürfte.

Die unter Fluoridtherapie gelegentlich auftretenden Beschwerden, insbesondere im Bereich der Sprunggelenke, sind bei intermittierender Therapie seltener, da die bei diesen Nebenwirkungen sonst empfohlenen Therapiepausen praktisch vorweggenommen werden.

Insgesamt ist festzustellen, daß die Datenlage nicht ausreicht, um den Vorteil der intermittierenden Therapie eindeutig zu belegen. Auch für Empfehlungen von intermittierenden Schemata gibt es nicht genügend Daten, da die wenigen Studien mit unterschiedlichen Intervallen durchgeführt wurden. In den eigenen Anwendungsbeobachtungen haben wir jeweils für drei Monate 15 mg Fluoridionen plus 1000 mg Calcium und im 4. Monat nur 1000 mg Calcium gegeben. Bei einer parallelen Studie erschien dies intermittierende Schema der täglichen Gabe von 20 mg Fluoridionen plus 1000 mg Calcium nur im Trend überlegen. Ein statistisch signifikanter Unterschied war nicht nachweisbar.

64 Gibt es Anhaltspunkte für einen sinnvollen Einsatz von Bisphosphonaten in zyklischer Therapie mit Fluorid/Calcium/Vitamin D, um den prinzipiell schnellen Effekt der Fluoride mit dem potentiellen Gewinn an Knochenqualität durch Bisphosphonate zu ergänzen?

Kurzantwort: Die kombinierte antiresorptiv-osteoanabole Therapie ist eine interessante Option insbesondere für schwere Osteoporosefälle.

Detaillierte Antwort: Antiresorptiv wirksame Therapeutika bewirken in der Regel nur einen begrenzten Anstieg der Knochendichtewerte, oft mit Plateauausbildung ab dem 3. Therapiejahr. Dabei nimmt die Knochendichte und -qualität, aber kaum die Knochenmasse zu.

Die Frage ist also, ob der effektive Gewinn an neuer Knochensubstanz unter Fluoridtherapie durch gleichzeitige, kontinuierliche oder zyklisch intermittierende Kombination mit einem Bisphosphonat optimiert werden kann.

Erste Daten zur corticoidinduzierten Osteoporose und postmenopausalen Osteoporose zeigen einen wesentlich höheren Anstieg der Knochendichtewerte als mit der jeweiligen Einzeltherapie. Frakturdaten liegen jedoch noch nicht vor.

Das von uns zur Zeit erprobte Therapieregime kann bei schweren Osteoporosefällen (z. B. T-Score LWS < – 3,5, mehrere Wirbelkörperfrakturen) durchaus empfohlen werden:

Pro Jahr 4 Zyklen mit jeweils 14 Tage lang 400 mg Etidronat, gefolgt von jeweils 76 Tagen Fluorid/Calcium/Vitamin D (entsprechend 20 mg Fluoridionen, 1200 mg Calcium und 800 IE Vitamin D).

Zusatzinformation: Auch die Kombinationen Fluorid plus HST oder Parathormon plus Calcitonin haben in kleinen Pilotstudien sehr positive Effekte gezeigt.

Bisphosphonattherapie

65 Welche Effekte haben Bisphosphonate auf die Knochenzellen und damit auf den Knochenumbau (bone turnover) ?

Kurzantwort: Bisphosphonate hemmen die vorhandenen Osteoklasten und die Rekrutierung neuer Osteoklasten. Damit kommt es zu einer raschen und nachhaltigen Hemmung der Knochenresorption und verzögert auch der Knochenformation.

Detaillierte Antwort: Bisphosphonate haben eine hohe Affinität zu Hydroxyapatit und lagern sich bevorzugt an Knochenoberflächen mit aktivem Umbau an (vgl. Skelettszintigraphie: Anlagerung von technetiummarkiertem Bisphosphonat). In der aktiven Osteoklastenpopulation kommt es nach Aufnahme der Bisphosphonate zu Hemmung der Ausprägung basaler Zotten, der festen Anhaftung an die Knochenoberfläche und der basalen Säure- und Kollagenasesekretion. Der inaktivierte Osteoklast verliert den Kontakt zum Knochen, die Resorption sistiert, es kommt zur Apoptose.

Der Nachschub an neuen Osteoklasten wird nach neueren Studiendaten indirekt über die Osteoblasten gehemmt. Diese produzieren nach Kontakt mit Bisphosphonaten Zytokine, welche die Fusion von Monocyten/Makrophagen zu mehrkernigen Präosteoklasten und deren Ausreifung hemmen.

Während einer Bisphosphonat-Therapie zeigen biochemische Marker des Knochenumbaus bereits nach wenigen Tagen eine Reduktion der osteoklastären Knochenresorption an (z.B. Desoxypyridinolin), während der Abfall des osteoblastären Anbaus (z.B. Osteocalcin) erst um einige Wochen verzögert nachweisbar wird.

66 Steigt im Laufe einer Bisphosphonat-Therapie die Knochenmasse oder nur die Knochendichte an, und wie erklären sich die eindeutig positiven Effekte auf die Frakturinzidenz?

Kurzantwort: Unter einer Bisphosphonat-Therapie steigt im wesentlichen die Knochendichte an. Daneben sind Verbesserungen in der Mikroarchitektur der Spongiosa vermutlich der Hauptgrund für die Senkung des Frakturrisikos.

Detaillierte Antwort: Nach Hemmung der osteoklastären Resorption durch die Bisphosphonate werden frische Resorptionslakunen durch Osteoblasten aufgefüllt, d.h. es kommt zu einem initialen, diskreten Gewinn an Knochensubstanz oder Knochenmasse und zur Verbesserung der mechanischen Eigenschaften der Spongiosa.

Densitometrische Kontrollen zeigen unter Bisphosphonat-Therapie einen anhaltenden Anstieg der Knochendichtewerte, der sich jedoch bis etwa zum 3. Therapiejahr zunehmend abflacht. Dieser weitere Anstieg ist überwiegend durch die Herabsetzung des bone turnover zu erklären, d.h. die vorhandene Knochensubstanz kann besser ausreifen und erreicht einen höheren Mineralisationsgrad bzw. eine höhere Mineraldichte. Bei den heute üblichen Dosierungen von Etidronat oder Alendronat kommt es jedoch offenbar nicht zu einem völligen Sistieren der Knochenumbauvorgänge mit der Gefahr einer „überalterten hochmineralisierten Knochensubstanz".

Neueste Daten für Alendronat und Risedronat zeigen, daß eine signifikante Senkung des Frakturrisikos bereits im ersten Therapiejahr erreicht wird.

67 Wie lange Bisphosphonat?

Kurzantwort: Die sehr günstigen Effekte der Bisphosphonate auf die Osteoporose wurden in Studien mit meist 3jähriger Anwendung dokumentiert. Neueste Analysen zeigen, daß bereits nach 12 Monaten Therapie eine signifikante Fraktursenkung erreicht wird.

Detaillierte Antwort: Ziel der Osteoporosetherapie ist nicht, einen maximalen Anstieg der Knochendichtewerte zu erreichen, sondern den Knochen so zu stabilisieren, daß keine neuen Frakturen und Schmerzen auftreten.

In den internationalen Studien mit Etidronat und Alendronat wurden nach 3jähriger Anwendung Wirbelkörperfraktur-Reduktionsraten von 40–60% nachgewiesen. Entsprechend diesen Vorgaben, die zur Zulassung der Substanzen für die Osteoporosetherapie führten, wird auch in Deutschland in der Regel über einen 3jährigen Zeitraum therapiert und dann auf eine Erhaltungstherapie umgestellt.

Als Erhaltungstherapie kann nach eigener Erfahrung die Basistherapie empfohlen werden, d.h. 1200 mg Calcium plus 800 IE Vitamin D einschließlich calciumreiche Ernährung und regelmäßige Gymnastik (vgl. Frage 49).

Neueste Therapiedaten mit Risedronat zeigen, daß insbesondere bei Fällen mit vorbestehenden Frakturen, d.h. klinisch manifesten Osteoporosen, bereits nach 12 Monaten oraler Therapie mit täglich 5 mg die Frakturrate um 60–70% abfällt.

68 Warum werden die Bisphosphonate nicht für alle Formen der Osteoporose zugelassen?

Kurzantwort: Aktuell sind die oralen Bisphosphonate nur entsprechend dem untersuchten Patientengut der bislang publizierten großen klinischen Studien bei Frauen mit postmenopausaler Osteoporose zugelassen.

Detaillierte Antwort: Die Arzneimittelzulassungsbehörden stehen weltweit auf dem Standpunkt, daß die Zulassung eines Medikamentes nur entsprechend den zur Zulassung vorgelegten Studiendaten erfolgen kann. Da die Bisphosphonate zunächst an großen Kollektiven von postmenopausalen Frauen erprobt wurden, erfolgte eine auf diese Osteoporoseform begrenzte Anwendungserlaubnis. Selbstverständlich können auf dem Pharmamarkt erhältliche Medikamente in Eigenverantwortung des verschreibenden Arztes auch für andere ähnliche Indikationen genutzt werden („out of label").

Für die wichtigste sekundäre Osteoporoseform, die Corticoid-induzierte Osteoporose, wurden inzwischen größere Studien mit Etidronat und Alendronat durchgeführt. Aufgrund der positiven Studienergebnisse wurde ersteres bereits für die spezielle Indikation Cortisonosteoporose zugelassen, Alendronat und Risedronat werden vermutlich in Kürze folgen.

Es stellt sich die Frage, ob relevante pathophysiologische Unterschiede eine derartig strenge Zulassungspolitik rechtfertigen. Bei exakter Befolgung der Fachinformationen dürften Männer nicht mit Bisphosphonaten behandelt werden. Es ist jedoch schwieriger, genügend große Studien an männlichen Patienten mit Osteoporose durchzuführen. Die erneuten, erheblichen Kosten für Männerstudien werden sich auf den Preis der jeweiligen Medikamente niederschlagen.

Männer mit manifester Osteoporose sind benachteiligt, wenn ihnen jahrelang ein effektives Therapeutikum vorenthalten wird, nur weil noch keine männerspezifischen Studiendaten vorliegen.

69 Wie erklären sich die Unterschiede in der antiresorptiven Potenz und im Nebenwirkungsprofil verschiedener Bisphosphonate ?

Kurzantwort: Die knochenabbauhemmende Wirksamkeit, die Art möglicher Nebenwirkungen und die enterale Resorptionsrate hängen von Länge und Aufbau der Seitenkette der verschiedenen Bisphosphonate ab.

Detaillierte Antwort: Die Bisphosphonate ähneln strukturell dem Pyrophosphat. Die beiden Phosphatgruppen sind jedoch nicht durch ein Sauerstoffatom, sondern über ein C-Atom verbunden, welches noch zwei freie Valenzen hat (Abb. **6**).

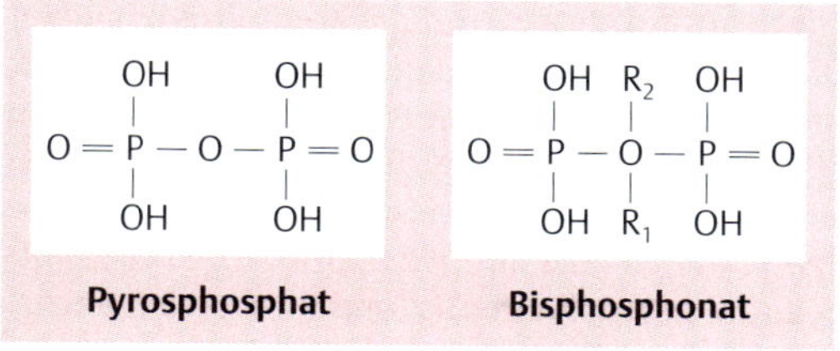

Abb. **6** Struktur von Pyrophosphat und Grundgerüst der Bisphosphonate.

R_1 ist kurz und besteht in der Regel aus einer OH-Gruppe oder einem Chlorid-Atom. An R_2 hängt ein Molekül, von dessen Länge, Konfiguration und Aufbau die Pharmakologie des jeweiligen Bisphosphonats abhängt.

Grundsätzlich gilt, daß mit der Länge der Seitenkette R_2 offenbar die Potenz zunimmt, aber auch die bei allen Bisphosphonaten schon sehr schlechte enterale Resorptionsquote (1–3%) noch weiter abnimmt. Stickstoffatome in der Seitenkette bewirken einen signifikanten Sprung in der biologischen Wirksamkeit der Bisphosphonate. Es hat sich inzwischen gezeigt, daß diese sogenannten Aminobisphosphonate über spezielle inhibitorische Effekte im Proteinstoffwechsel die Osteoklasten hemmen und damit den Bisphosphonaten der sogenannten Ersten Generation (Etidronat, Chlodronat) antiresorptiv signifikant überlegen sind.

Andererseits haben die Aminobisphosphonate eine höhere gastrointestinale Nebenwirkungsrate. Bei längerer Haftung an der distalen Ösophagusmucosa kann es zu Läsionen oder sogar Ulcerationen kommen. Bei Alendronat wird dies weitgehend durch die strengen Einnahmevorschriften vermieden. Andere Aminobisphosphonate wie Pamidronat und Ibandronat sind deshalb bisher nur als i. v. Therapeutika zugelassen worden.

70 Ist eine intravenöse Bisphosphonattherapie der Osteoporose sinnvoll?

Kurzantwort: Die intravenöse Bolustherapie der Osteoporose mit Bisphosphonat ist z.Zt noch nicht zugelassen. Sie wird jedoch intensiv erprobt und ist eine sehr interessante therapeutische Alternative zu der kontinuierlichen oralen Behandlungsform.

Detaillierte Antwort: Entscheidend für die antiresorptive Therapie der Bisphosphonate ist die intensive Imprägnierung der aktiven Knochenumbauoberflächen mit der Substanz und damit die Kontaktmöglichkeit mit den Osteoklasten. Diese Bisphosphonatanlagerung kann allmählich durch tägliche orale Zufuhr kleiner Dosen erfolgen (von oralen Dosen wird nur 1–3% resorbiert!) oder schlagartig durch eine i.v. Infusion (z.B. Pamidronat 30–60 mg) oder i.v. Injektion (z.B. Ibrandonat 1–2 mg). Nach den bisherigen Daten ist die antiosteoporotische Wirksamkeit der i.v. Therapie der oralen Applikation zumindest gleichwertig, wenn nicht sogar überlegen aufgrund des sofortigen Wirkungseintritts. Dieser wird am schnellen Abfall der biochemischen Marker sichtbar.

Die i.v. Therapie läßt bereits heute mehrere Vorteile erkennen:
- 100%ige Bioverfügbarkeit der Bisphosphonate,
- keine Complianceprobleme,
- keine gastrointestinalen Nebenwirkungen.

Eigene Erfahrungen ergeben, daß insbesondere Patienten mit corticoidinduzierter Osteoporose eine hohe Akzeptanz zeigen, da sie meist viele orale Medikamente einnehmen müssen und daher eine z.B. vierteljährliche i.v. Bolustherapie mit Ibandronat als weniger beeinträchtigend empfinden als eine zusätzliche orale Medikation.

Zusatzinformation: Auch die orale Medikation kann intermittierend erfolgen. Dies ist bei Etidronat die regelmäßige Empfehlung mit 3monatigen Therapiezyklen von jeweils 14 Tagen Therapie und 76 Tagen Pause. Für das Alendronat ist jetzt ein neues Schema entwickelt worden: Statt täglich 10 mg werden einmal in der Woche 70 mg oral zugeführt. Die vorliegenden Therapieergebnisse sind sehr positiv. Für die Prävention der Osteoporose ist sogar eine Einmaldosis pro Jahr denkbar.

71 Haben Bisphosphonate eine analgetische Potenz ?

Kurzantwort: Die Bisphosphonat-Therapie systemischer und lokalisierter Osteopathien führt sehr schnell zur Schmerzreduktion. Ein vom Knochenstoffwechsel unabhängiger analgetischer Effekt ist bislang nicht bewiesen.

Detaillierte Antwort: Aktivierte osteoklastäre Resorptionen führen über den Verlust mechanisch wichtiger Trabekelstrukturen sehr schnell zu lokalisierter mechanischer Inkompetenz des Knochens.

Mechanische Belastungen können dann über Verbiegungen bzw. reversible Verformungen bereits vor einer Fraktur zu Schmerzen führen.

Bisphosphonate können offenbar durch die perakute Hemmung der Osteoklasten überraschend schnell durch Stabilitätsverbesserung diese Schmerzen reduzieren. Eine signifikante Schmerzminderung in Tagen bzw. wenigen Wochen ist für verschiedene Osteopathien dokumentiert worden (Tab. **15**).

Tab. **15** Osteopathien, bei denen durch Bisphosphonate ein schneller analgetischer Effekt erzielt wird

metastastische Skelettdestruktionen
Morbus Sudek, Morbus Paget
fibröse Dysplasie, primärer Hyperparathyreoidismus
generalisierte Osteoporose, transitorisch circumscripte Osteoporose

Eine vom ossären Effekt unabhängige intrinsische analgetische Potenz (ähnlich wie für Calcitonin beschrieben) ist für Bisphosphonate bislang nicht erwiesen. Diese müßte auch bei nicht-ossären Schmerzformen nachweisbar sein. Die i.v. Bisphosphonat-Therapie wirkt oft schneller analgetisch als die orale Therapie.

72 Wann ist der kombinierte Einsatz einer Bisphosphonatgabe und einer Hormonsubstitution (HST) sinnvoll?

Kurzantwort: Eine notwendige oder laufende HST kann bei ausgeprägter Osteoporose durch Bisphosphonate verstärkt werden.

Detaillierte Antwort: Obwohl Bisphosphonate und Östrogene gleichsinnig über die Osteoklastenhemmung antiresorptiv wirken, zeigen erste Pilot-Studien additive Effekte. Diese Daten sind aber bislang nicht ausreichend, um bei laufender potenter Bisphosphonattherapie diese um ein schwächer antiresorptiv wirksames Östradiol-Präparat zu erweitern.

Wenn andererseits eine postmenopausale Osteoporose-Patientin bereits Östrogene nimmt wegen z. B. klimakterischer Beschwerden oder aber auch unabhängig davon eine HST durchführt und diese gut verträgt, besteht kein Grund, diese wegen einer geplanten Bisphosphonat-Therapie abzusetzen.

Zusatzinformation: Im Prinzip kann auch von der Kombination Raloxifen plus Bisphosphonat ein additiv-therapeutischer Effekt erwartet werden. Aus Kostengründen wird dieses jedoch wahrscheinlich selten verordnet werden, es sei denn bei vorbestehendem Brustkrebs, um das Rezidiv- und Metastasenrisiko zu senken.

Therapie mit Calcium/Vitamin D und sonstige Fragen zur Therapie

73 Wäre eine irgendwie geartete medikamentöse Therapie ohne gleichzeitige Gabe von Vitamin D und Calcium überhaupt sinnvoll?

Kurzantwort: Die Gabe von Calcium/Vitamin D gehört zur Basistherapie der Osteoporose und ist bei der Behandlung mit anderen spezifischen Osteoporose-Therapeutika in der Regel hinzuzufügen oder fortzuführen.

Detaillierte Antwort: Ein großer Anteil der europäischen Bevölkerung in der 2. Lebenshälfte zeigt eine Unterversorgung mit Calcium und Vitamin D. Bei Patienten mit nachgewiesener Osteoporose ist dieser Anteil noch deutlich höher.

Da Studien gezeigt haben, daß diese Calcium/Vitamin-D-Mangelversorgung ein pathogenetischer Faktor ist, der die Osteoporoseentstehung begünstigt und andererseits Interventionsstudien den Nutzen einer Substitution von Calcium und Vitamin D belegen konnten, hat sich die Gabe von Calcium und Vitamin D in den letzten Jahren als Basistherapie etabliert (vgl. Frage 49).

Bei einer spezifischen Therapie mit Östrogen, Calcitonin oder Bisphosphonaten ist eine begleitende Calcium/Vitamin-D-Substitution anzuraten, bei Fluorid sogar dringend zu empfehlen. Seltene Ausnahmen von dieser Empfehlung sind nachgewiesene Hyperkalzurie und aktuell vorhandene calciumhaltige Nierensteine.

Zusatzinformation: Bei der Therapie mit dem aktiven Vitamin-D-Metaboliten Alfacalcidol ist die Calciumsupplementation auf 500 mg zu reduzieren und zusätzlich natives Vitamin D in der Regel nicht indiziert (vgl. auch Frage 78).

74 Welche Rolle spielt die Osteodensitometrie bei der Therapiekontrolle?

Kurzantwort: Die Osteodensitometrie ist neben der Frakturinzidenz ein wichtiger objektiver und preiswerter Parameter der Therapiekontrolle. Ein signifikanter Anstieg der Knochendichte ist sehr motivierend für die Einnahmetreue.

Detaillierte Antwort: Bei erprobten Osteoporosetherapeutika und gesicherter mehrjähriger Compliance könnte theoretisch auf die Osteodensitometrie verzichtet werden. De facto gibt es aber bei jeder Therapieform eine gewisse Rate von Non-Respondern und eine mehrjährige Compliance ohne zwischenzeitliche Ermutigung („reinforcement") kommt praktisch nicht vor.

Bei eindeutigen Non-Respondern kann die Compliance hinterfragt werden bzw. eine Therapieverstärkung durch Kombination bzw. auch komplette Umstellung erfolgen.

Zusatzinformation: Bei antiresorptiver Therapie (z.B. Bisphosphonat) kann bei Verdacht auf mangelnde Compliance eine Messung eines biochemischen Markers der Knochenresorption (z.B. Desoxypyridinolin) etwa ¼ Jahr nach Therapiebeginn den Verdacht auf schlechte Compliance bestärken, wenn ein Ausgangswert zu Therapiebeginn vorliegt. Ein geringer Abfall des biochemischen Markers trotz absolut glaubhafter Einnahme kann auf einen voraussichtlich geringen Anstieg der Knochendichte nach 1 Jahr frühzeitig hinweisen.

75 Nach welcher Therapiedauer kann die Rate an Wirbelfrakturen bei postmenopausaler Osteoporose um 50% gesenkt werden bei Medikation z.B. mit Fluorid/Calcium/Vitamin D oder Bisphosphonat/Calcium?

Kurzantwort: Im Durchschnitt werden nach etwa drei Therapiejahren mit beiden Therapieschemata Senkungen der Fakturinzidenz um 50% erreicht.

Detaillierte Antwort: Die beobachtete Frakturrate in einer Therapiestudie hängt vom Schweregrad der Erkrankung der eingeschlossenen Osteoporosepatienten ab. Haben die Patienten bei Beginn der Studie bereits jeweils mehrere Frakturen, ist die statistische Wahrscheinlichkeit für weitere Brüche sehr hoch.

Wenn in der Verumgruppe das Frakturrisiko eindeutig gesenkt wird und in der Kontrollgruppe unbeeinflußt bleibt, kann mit relativ kleinen Patientenzahlen oder kurzer Dauer ein signifikanter fraktursenkender Effekt z.B. von 50% nachgewiesen werden. D.h. die Patientenanzahl pro Behandlungsjahr (*N*umber *N*eeded to *T*reat = NNT) ist um so kleiner, je schwerer die Osteoporosefälle waren.

Da in den publizierten Therapiestudien diesbezüglich erhebliche Unterschiede bestehen, beinhaltet die o.g. Kurzantwort nur eine annäherungsweise Schätzung. Schließlich ist zu beachten, daß heutzutage die Kontrollgruppen von Studien in der Regel Calcium/Vitamin D erhalten. Daher ist es um so schwerer, für das spezifische Medikament einen zusätzlichen fraktursenkenden Effekt nachzuweisen.

76 Stellenwert von Raloxifen bei der Osteoporosetherapie und bisherige Erfahrungen? Kann mit Fluorid oder Bisphosphonat kombiniert werden?

Kurzantwort: Raloxifen ist aufgrund eindeutiger positiver Effekte auf Knochenstoffwechsel und -festigkeit für die Osteoporose zugelassen. Erfahrungen in Deutschland werden z.Z. gesammelt, Kombinationen erscheinen interessant.

Detaillierte Antwort: Raloxifen ist der erste selektive Estrogen-Rezeptor-Modulator (SERM), der aufgrund umfangreicher Studien an postmenopausalen Frauen für die Prävention und Therapie der postmenopausalen Osteoporose zugelassen wurde. Die Anstiegsrate an Knochendichte von 2–3% pro Jahr an der LWS ist im Vergleich zu Amino-Bisphosphonaten eher moderat, aber die Senkung der Frakturinzidenz mit ca. 40–50% liegt dennoch im vergleichbaren Bereich.

In Deutschland werden zur Zeit die ersten Erfahrungen mit Raloxifen gesammelt. Akzeptanz und Compliance sind bei informierten Frauen, welche die Wirkmechanismen dieser Substanzgruppe und die gleichzeitigen Vorteile verstehen (Senkung des kardiovaskulären und des Brustkrebsrisikos) nach eigenen Erfahrungen sehr gut.

Kombinationen sind prinzipiell interessant. Zur Zeit läuft eine Studie, in der das primär antiresorptiv wirksame Raloxifen in Kombination mit osteoanabolem Fluorid untersucht wird. Kombinationen mit Bisphosphonaten wurden bislang nicht systematisch untersucht, sind aber ebenso denkbar wie Kombinationen aus Östrogen und Bisphosphonat. Bei Männern gibt es bislang keine Erfahrungen mit Raloxifen.

77 Bei angespannter Finanzlage stellt sich die Frage, wann reicht bei Osteoporose die alleinige Gabe von Calcium und Vitamin D?

Kurzantwort: Indikationen für eine einfache und preiswerte Calcium/Vitamin D-Supplementation sind die Frühtherapie bestimmter präklinischer Osteoporosen, die Erhaltungstherapie nach Absetzen einer z.B. dreijährigen Fluorid- oder Bisphosphonat-Therapie und die Prävention von Schenkelhalsfrakturen im Alter.

Detaillierte Antwort: Die tägliche orale Substitution von z.B. 800 IE Vitamin D_3 und 1200 mg Calcium in Form von Kau- oder Brausetabletten wird weitgehend als Basistherapie empfohlen (vgl. Frage 49). In der Tat gibt es verschiedene Formen und Schweregrade der Osteoporose, wo diese Maßnahme zunächst allein oder langzeitig allein ausreicht. Nach eigener Erfahrung können folgende Indikationen herausgestellt werden:

1. Prävention bei postmenopausalen Frauen mit mäßiger Osteopenie (Stadium 0) ab etwa dem 60. Lebensjahr, wenn eine Östrogen/Gestagen-Substitution kontraindiziert ist oder abgelehnt wird.
2. Moderate präklinische, primäre Osteoporose bei Männern (LWS-T-Score – 1,5 bis – 2,5).
3. Niedrig normale Knochendichtewerte bei Beginn einer Langzeit-Corticoidtherapie.
4. Erhaltungstherapie nach mehrjähriger spezifischer Osteoporose-Therapie, z.B. mit Fluorid oder Bisphosphonat.
5. Reduktion des Risikos von Oberschenkelhalsfrakturen bei älteren Patienten mit signifikanter Dichteminderung am proximalen Femur und normaler Dichte an der Lendenwirbelsäule.

Verlaufskontrollen der Knochendichtewerte je nach Fall nach 1–2 Jahren können zeigen, ob die Calcium/Vitamin-D-Substitution ausreicht, oder ob die Therapie intensiviert werden muß.

78 Wann sollte aktiviertes Vitamin D statt nativem Vitamin D gegeben werden?

Kurzantwort: Calcitriol ist nur für die Therapie der renalen Osteopathie, Alfacalcidol für die Osteoporose zugelassen. Letzteres hat einen positiven Effekt auf die Knochendichte und wahrscheinlich auch auf die Frakturinzidenz. Vergleichsstudien zu nativem Vitamin D liegen für die postmenopausale Osteoporose leider nicht vor.

Detaillierte Antwort: Bei normaler Leber- und Nierenfunktion wird Vitamin D im Organismus zu 1,25-Dihydroxycholecalciferol (= Calcitriol) aktiviert. Diese Substanz ist in Deutschland zugelassen für die Prävention und Therapie der renalen Osteopathie bei Dialysepatienten bzw. in der Prädialyse.

Alfacalcidol ist ein Prodrug des Calcitriol. Das Steroid ist bereits an Position 1 hydroxyliert und wird bei der ersten Leberpassage zu 1,25-Dihydroxycholecalciferol.

Zahlreiche, vor allem japanische Studien haben einen positiven Effekt von 1 µg/Tag Alfacalcidol auf Knochendichte und Knochengewebsqualität belegt. Die Frakturdaten zeigen zumindest einen positiven Trend an.

Eigene Erfahrungen beziehen sich vor allem auf die Corticoid-induzierte Osteoporose. Die Therapie mit 1 µg Alfacalcidol plus 500 mg Calcium ist hier offenbar einer Therapie mit 1000 IE Vitamin D + 500 mg Calcium überlegen.

Indikationen für Alfacalcidol sind neben moderaten Fällen von Corticoid-Osteoporose Unverträglichkeiten von Fluorid oder Bisphosphonaten bei manifesten postmenopausalen Osteoporosen, aber auch idiopathische juvenile oder prämenopausale Osteoporosen. Zu bedenken ist, daß Alfacalcidol eine physiologische, d.h. nicht toxische Subtanz ist. Andererseits sind Laborkontrollen anzuraten, da es sich um ein sehr stoffwechselaktives Hormon handelt, das bei hoher Dosierung rasch zu Hyperkalzurie bzw. Hyperkalzämie führen kann (begleitende Calciumdosis nicht über 500 mg/Tag).

79 Lagert sich das Vitamin D aus Calcium/Vitamin-D-Brausetabletten an der Glaswand des Trinkgefäßes ab?

Kurzantwort: Eine minimale Ablagerung und entsprechender Dosisverlust ist nicht auszuschließen, dürfte aber keine praktische Rolle spielen.

Detaillierte Antwort: Bei Calcium-Brausetabletten gibt es unterschiedliche Galeniken und Qualitäten, teilweise mit glasklarer Lösung der Brause, teilweise mit leichtem Beschlag der Wände bis hin zu verbleibendem Bodensatz. Die uns bekannten Calcium/Vitamin-D-Brausetabletten zeigen alle eine klare Löslichkeit, d. h., wenn überhaupt, kommen nur minimale Wandhaftungen vor. Selbst wenn bei 800 IE Vitamin D 10% verloren gingen, wäre die verbleibende Dosis von 720 IE völlig ausreichend.

80 Wie ist das Schicksal von Patienten mit manifester Osteoporose? Ist überhaupt eine Besserung möglich?

Kurzantwort: Ein individuell adaptiertes Therapiekonzept mit Änderung des Lebensstils (z. B. Bewegung, Ernährung), Schmerztherapie und konsequenter spezifisch-osteologischer Therapie kann den Skelettstatus und die Lebensqualität erheblich verbessern.

Detaillierte Antwort: Die Osteoporose ist für die meisten Patienten, aber auch für viele unerfahrene Ärzte ein Schreckgespenst und wird als fortschreitendes unheilbares Leiden eingeschätzt. Das Gegenteil ist der Fall. Die klassische, manifeste, postmenopausale Osteoporose mit deutlicher Knochendichteminderung (T-Score < – 2,5), mehreren Wirbelkörperfrakturen und typischen Habitusveränderungen kann durch eine konsequente Therapie gestoppt werden. Meist wird jedoch durch ungenügende Aufklärung und entsprechende Angst und Unsicherheit die Therapie nicht langjährig durchgehalten, oder der Arzt wechselt alle paar Monate das Konzept.

Entscheidend ist es, die für den jeweiligen Patienten und Schweregrad der Osteoporose adäquate Behandlungsstrategie aus Basistherapie, Schmerztherapie und spezifische Osteoporosetherapie (vgl. Frage 55) festzulegen. Der Patient muß maximal motiviert werden, diese Therapie durchzuhalten. Eigeninitiative mit regelmäßiger Gymnastik, knochengesunder Ernährung und Teilnahme z. B. bei Selbsthilfegruppen hat einen hohen Stellenwert. Die Therapie muß bezüglich der Compliance, möglicher Nebenwirkungen und der Effektivität regelmäßig kontrolliert und ggf. modifiziert werden.

Besonderheiten der senilen Osteoporose

81 Welche Besonderheiten sind bei der Therapieplanung hochbetagter Osteoporosepatienten zu beachten?

Kurzantwort: Das Therapiekonzept ist besonders sorgfältig an u.a. Schweregrad der Osteoporose, Beschwerden, Lebensqualität, Komorbidität und Lebenserwartung anzupassen.

Detaillierte Antwort: Wie generell in der Geriatrie ist es speziell auch bei der Osteoporose im Senium nötig, eine Vielzahl von krankheitsbezogenen und sozioökonomischen Facetten des individuellen älteren Menschen zu erheben und zu berücksichtigen, um ein sinnvolles und nützliches Therapiekonzept zu planen.

Nachfolgend ist eine Auswahl wichtiger Besonderheiten aufgelistet:

1. Eine manifeste Wirbelsäulenosteoporose mit multiplen Wirbelkörperfrakturen im Alter kann inaktiv und asymptomatisch sein. Die Knochendichte an der LWS ist durch Frakturen und Spondylophyten scheinbar hoch. Eine Behandlung ist oft nicht nötig.
2. Die Messung der Knochendichte am Oberschenkelhals bzw. am gesamten proximalen Femur ist oft diagnostisch aussagekräftiger als die LWS-Messung.
3. Das erhöhte Risiko proximaler Femurfrakturen kann separat therapiert werden z.B. mit Calcium/Vitamin-D-Supplementen und Beratung bezüglich Sturzrisiko und individuell adaptierten Bewegungsprogrammen.
4. Bei der Therapie der Wirbelsäulenosteoporose im Senium mit frischen Wirbelkörpereinbrüchen stehen Schmerztherapie und physikalische Therapie zunächst im Vordergrund. Die Indikation zu einer langzeitigen, teuren, eine gute Compliance verlangenden Therapie mit spezifischen Osteoporosetherapeutika ist streng zu stellen.
5. Bei Multimorbidität, cerebralem Abbausyndrom und geringer Restlebenserwartung ist eine z.B. dreijährige Bisphosphonat-Therapie nicht indiziert.
6. Gute Effekte haben wir mit täglichen Supplementen von 800 IE Vitamin D plus 1200 mg Calcium plus Anabolikatherapie gesehen (z.B. alle 3 Wochen Nadrolon-Decaonat 50 mg i.m.).
7. Bei Patienten mit sehr häufigen Stürzen kann ein Hip-Protektor das Risiko von proximalen Femurfrakturen um ca. 50% senken.

82 Gibt es besondere Pathomechanismen der senilen Osteoporose, die therapeutisch genutzt werden können?

Kurzantwort: Infolge unzureichender Calcium-/Vitamin-D-Versorgung ist im Alter fast regelmäßig ein sekundärer Hyperparathyreoidismus nachzuweisen, der zu beschleunigtem Knochenabbau führt.

Detaillierte Antwort: Epidemiologische Untersuchungen in verschiedenen europäischen Ländern haben gezeigt, daß mit zunehmendem Lebensalter die Mangelversorgung an Calcium und Vitamin D ansteigt und daß bei hochbetagten Menschen in über 95% ein deutliches Defizit besteht. Die Folgen sind eine relative Hypokalzämie, Aktivierung der Nebenschilddrüsen, erhöhter Knochenturnover und -verlust durch Parathormon.

Folgende Faktoren tragen zu diesem endemischen Calcium-/Vitamin-D-Defizit bei älteren Menschen bei:
- reduzierter Konsum von Calcium in Form von Milch und Milchprodukten,
- nachlassende Resorptionskapazität des Dünndarmepithels im Senium,
- ungenügende Vitamin-D-Aufnahme mit der Nahrung (z.B. fetter Seefisch),
- seltene oder völlig fehlende Sonnenexposition der Haut,
- bei seltener Sonnenexposition reduzierte Vitamin-D-Synthese der Altershaut im Vergleich zu jüngeren Menschen.

Je eine große französische und amerikanische Interventionsstudie (1, 2) haben eindeutig gezeigt, daß durch Calcium/Vitamin-D-Substitution (800 IE Vitamin D, 1200 mg Calcium pro Tag) bei 70- bis 80jährigen Personen die Häufigkeit von nichtvertebralen Frakturen und speziell auch Oberschenkelhalsfrakturen um ca. 40% gesenkt wird.

Literatur

1 Chapuy MC, Arlot ME, DuBoef F, Brun J, Crouzet B, Arnaud S, Delmas PD, Meunier PJ. Vitamin D3 and calcium to prevent hip fractures in elderly women. N Engl J Med 1992; 327: 1637–1642

2 Dawson-Hughes B, Harris SS, Krall EA, Dallal GE. Effect of calcium and vitamin D supplementation on bone density in men and women 65 years of age and older. N Engl J Med 1997; 337: 670–676

83 Wie kann die Gefahr der besonders gefürchteten Schenkelhalsfrakturen gemindert werden? Vorbeugende Behandlung im Alter?

Kurzantwort: Präventive oder therapeutische Bekämpfung der senilen Osteoporose und umfassende Aufklärung und Maßnahmen zur Minderung des Sturzrisikos.

Detaillierte Antwort: Sehr selten kommt es zu spontanen Oberschenkelhalsfrakturen, z. B. beim Gehen mit dann frakturbedingtem Sturz. In der Regel ist es umgekehrt: Ein Sturz auf die Hüftregion ist der Auslöser, und durch die gleichzeitige Osteoporose bricht der Knochen relativ leicht.

Möglichkeiten, um bei einer Einzelperson oder in der alten Bevölkerung generell die Inzidenz von proximalen Femurfrakturen zu senken, sind demnach:

1. Früher Beginn der Osteoporoseprävention im mittleren Lebensalter bei Männern und Frauen durch Analyse der Risikofaktoren, Beratung, Änderung des Lebensstils und ggf. bereits spezifische medikamentöse Therapie.
2. Im höheren Lebensalter ist es nicht zu spät: Bei altersentsprechender Osteopenie kann durch Calcium-/Vitamin-D-Supplemente weiterer Knochenverlust vermieden werden. In Einzelfällen mit gesicherter Osteoporose können zusätzlich spezifische Osteoporose-Therapeutika verabfolgt werden.
3. Am Einzelfall ist abzuklären, welche der vielfältigen Sturzrisiken älterer Menschen vorliegen könnten, um diese nach Möglichkeit zu beseitigen (z. B. kardio-vaskuläre und neurologische Erkrankungen, Stolperfallen in der Wohnung, Sedativa, Diuretika).
4. Bei Personen, die schon mehrfach gestürzt sind und evtl. bereits eine Oberschenkelhalsfraktur durchgemacht haben, ist ein „Hip Protector“ anzuraten (vgl. Frage 85).

84 Kombination von zwei osteoanabolen Medikamenten (z. B. Natriumfluorid plus Anabolikum) sinnvoll? Nur im Alter?

Kurzantwort: Kombinationen sind grundsätzlich interessant, allerdings gibt es noch weniger Erfahrungen als mit Monotherapien. Bei geeigneten Fällen älterer Patienten mit hochgradiger Osteoporose ist o.g. Schema durchaus erprobenswert.

Detaillierte Antwort: Ergebnisse größerer Studien mit kombinierter Therapie aus Fluorid und Anabolika sind nicht publiziert. Mündlich mitgeteilte Kasuistiken berichten über gute Ergebnisse dieser Kombination bezüglich Knochendichte und Beschwerden.

Aus eigener Sicht sollte diese Therapiekombination, wenn überhaupt, schweren manifesten Osteoporosen bei Frauen im höheren Lebensalter vorbehalten bleiben. Anabolika sind bei Frauen jünger als 70 bis 75 Jahre wegen möglicher Nebenwirkungen (Virilisierung, ungünstiges Lipidprofil) nicht anzuraten, bei Männern generell nicht wegen der Erhöhung des Prostatakarzinomrisikos.

Es kann erwartet werden, daß Fluorid und Anabolikum einen deutlich additiven Effekt auf die Knochenneubildung haben und daß die Qualität des neugebildeten Knochengewebes gut ist. Für letzteres scheint es uns unerläßlich, daß gerade bei den älteren Patienten gleichzeitig auch die übliche Basistherapie mit Calcium/Vitamin D verabfolgt wird.

Wir selbst haben in einer dreijährigen Pilotstudie an 40 im Mittel 80jährigen Frauen mit dem Anabolikum Nandrolon-Decaonat (alle drei Wochen 50 mg i.m.) plus Ossofortin sehr gute klinische Effekte und signifikante Anstiegsraten der Knochendichte an LWS und Femur erreicht. Es ist durchaus möglich, daß die Ergebnisse durch die dritte Komponente Fluorid noch verbessert werden können.

85 Sinnvolle Pflegehilfsmittel im häuslichen Bereich zur Sturzprophylaxe? Innovationen im Hilfsmittelbereich?

Kurzantwort: Den vielfältigen Möglichkeiten der praktischen Sturz- und Frakturprophylaxe durch Hilfsmittel im täglichen Leben wird sicher viel zu wenig Beachtung geschenkt.

Detaillierte Antwort: Ein großes Problem im Alter ist die Gangunsicherheit, die vielerlei Ursachen haben kann: Angst seit vorherigem Sturz, Muskelschwäche, Trainingsmangel, rheumatologische Erkrankungen, neurologische Störungen etc. Die Hilfsmittel zur Sturzrisikosenkung reichen vom Spazierstock über Unterarmgehstützen, Rollator und Deltarad bis hin zum Rollstuhl. Entscheidend ist die individuell adäquate Versorgung.

Möglichkeiten im häuslichen Bereich umfassen Toilettensitzerhöhung, Sitzhocker in der Dusche, Badewannenlifter, reichlich Teppiche zur Abpolsterung harter Fußböden.

Besonders zu erwähnen ist in diesem Zusammenhang der sogenannte „Hip-Protektor“. Zwei gepolsterte Plastikschalen sind in einen Baumwollschlüpfer eingearbeitet und schützen die typische Aufprallregion

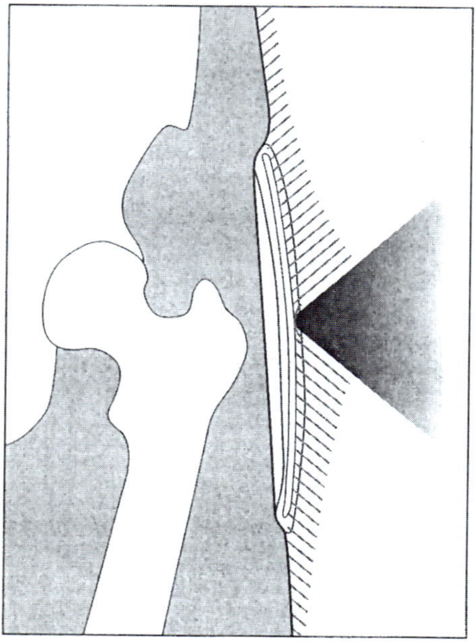

Abb. 7 Hip-Protektor: Die schockdämmende Kunststoffschale fängt bei Sturz auf die Hüfte die Aufprallenergie auf und verhindert eine Fraktur.

(Abb. **7**) seitlich über dem Trochanter major. Eine prospektive Studie in Dänemark zeigte, daß bei Patienten, die den Hip-Protektor trugen, die Inzidenz an proximalen Femurfrakturen um 50% gesenkt wurde.

86 Warum erhalten nicht alle älteren Menschen vorsorglich und kostenlos Vitamin D und Calcium – analog zu den Babys?

Kurzantwort: Die Pathophysiologie der senilen Osteoporose, die Daten der vorliegenden Interventionsstudien und der zu erwartende sozioökonomische Nutzen sprechen durchaus für diese Überlegung.

Detaillierte Antwort: Vgl. auch Frage 82 und 83. Nachfolgend einige Überlegungen, die für eine generelle Prävention der senilen Osteoporose und damit assoziierten proximalen Femurfrakturen durch Calcium/Vitamin-D-Supplemente bei älteren Menschen sprechen:

1. Ein genereller Mangel an Calcium und Vitamin D bei praktisch allen betagten Menschen und die pathogenetische Rolle dieses Defizits für einen progredienten Knochensubstanzverlust und damit zunehmende Brüchigkeit der Knochen ist gesichert.
2. Ein senkender Effekt speziell auf proximale Femurfrakturen, aber auch andere nicht-vertebrale Frakturen wurde nachgewiesen mit z. B. Dosen von 800 IE Vitamin D und 1200 mg Calcium/Tag (= Evidence based medicine!). Vermutlich tragen neben der knochenstabilisierenden Wirkung auch positive Effekte des Vitamin D auf die Muskulatur bei. Muskelzellen haben spezifische Rezeptoren für 1,25-Dihydroxycholecalciferol.
3. Die Calcium/Vitamin-D-Supplementation ist sehr preiswert und liegt nach Berechnung einer französischen Studie deutlich unter den Kosten der Schenkelhalsfrakturen.
4. Relevante Nebenwirkungen oder Überdosierungen kommen mit den genannten Dosen von Calcium und Vitamin D nicht vor.
5. Auf die kostspielige laborchemische Feststellung eines erniedrigten 25-OH-Vitamin-D_3-Spiegels kann verzichtet werden. Indirekt weisen auf einen Calcium/Vitamin-D-Mangel niedrig normale Serum-Calciumspiegel, eine Hypokalzurie oder evtl. auch leicht erhöhte Werte von Parathormon und alkalischer Phosphatase.

Trotz aller positiver Argumente wird dieses interessante Konzept aus bekannten gesundheitspolitischen Gründen in naher Zukunft nicht umgesetzt werden. Ärztlicherseits sollte jedoch bei Risikopatienten eine großzügige Verordnung von Calcium/Vitamin D erfolgen. Gerade ältere Menschen sollten motiviert werden, sich auch privat Calcium/Vitamin-D-Präparate zu besorgen.

Osteoporose bei Männern

87 Osteoporose bei Männern: Beginn? Altersgipfel? Ersttherapie?

Kurzantwort: Die Osteoporose bei Männern wird in allen Lebensphasen beobachtet. Die Ersttherapie hängt entscheidend von der sorgfältigen Diagnostik mit insbesondere Erfassung von Ätiologie und Schweregrad der jeweiligen Form ab.

Detaillierte Antwort: Die Osteoporose ist bei Männern nicht so selten wie früher angenommen. Etwa 10–20% aller Osteoporosefälle betreffen wahrscheinlich das männliche Geschlecht (vgl. Frage 5). In einer eigenen prospektiven Untersuchung von 500 Fällen lag das mittlere Alter bei 52 Jahren, die Altersverteilung erstreckte sich vom 12.–86. Lebensjahr.

Die Diagnostik sollte den densitometrischen Schweregrad an Lendenwirbelsäule und proximalem Femur erfassen, die Zahl der evtl. bereits durchgemachten peripheren oder vertebralen Frakturen und die Ätiologie bzw. die beteiligten Risikofaktoren erfassen.

In der eigenen o.g. Untersuchung hatten 48% eine sekundäre Osteoporose und davon wiederum die Hälfte eine sekundäre Form mit mehreren Ursachen bzw. Risikofaktoren (polyätiologische Form).

Da alle großen Osteoporosetherapiestudien an postmenopausalen Frauen durchgeführt wurden, gibt es für die Osteoporose des Mannes streng genommen keine gesicherten Therapiedaten. Bei sekundären Osteoporosen steht eine Bekämpfung der Risikofaktoren zunächst im Vordergrund, und gelegentlich ist eine kausale Therapie möglich (z.B. Hypogonadismus).

Bei primären oder idiopathischen Osteoporosen kann ähnlich wie bei Frauen bei akut progredientem Verlauf zunächst eine antiresorptive Therapie z.B. mit Bisphosphonaten durchgeführt werden, bei klinisch inaktiven Fällen mit deutlicher Osteopenie und evtl. älteren Frakturen eher eine Therapie mit Fluorid plus Calcium/Vitamin D.

88 Welche Präventionsmaßnahmen sind bei Männern zur Verhütung der Osteoporose sinnvoll ?

Kurzantwort: Voraussetzung ist die Identifikation von Risikofaktoren und Pathomechanismen der Osteoporose bei Männern. Zu unterscheiden ist zwischen einer generellen Prophylaxe und einer individuellen Prävention.

Detaillierte Antwort: Langzeitige Calciummangelversorgung, phosphat- und proteinreiche Kost, Bewegungsmangel, Vitamin-D-Defizit, Nikotin und Alkohol sind vermutlich auch für Männer Risikofaktoren für eine Osteoporose und könnten durch entsprechende Aufklärung in der Gesamtbevölkerung von gesundheitsbewußten Männern vorsorglich vermieden werden.

Neben dieser generellen Prävention könnten folgende Empfehlungen für eine individuelle Prävention gegeben werden:

1. Bei Männern mit Risikofaktoren für eine Osteoporose, familiärer Osteoporosehäufung, Rückenbeschwerden, atraumatisch aufgetretenen Frakturen sollte eine Knochendichtemessung durchgeführt werden.
2. Bei niedrig-normalen Dichtewerten sind knochengesunde Ernährung und ein Gymnastikprogramm zur Kräftigung der Rumpfmuskulatur anzuraten.
3. Bei deutlicher Osteopenie (T-Score-Bereich – 1,0 bis – 2,5) sollte eine weitere Risikofaktorenabklärung und Suche nach Ursachen einer sekundären Osteoporose erfolgen (1, 2), um gegebenenfalls ursächlich behandeln zu können (z.B. sekundärer Hypogonadismus bei regelmäßigem Alkoholkonsum). Calcium-/Vitamin-D-Supplemente können zusätzlich verordnet werden.
4. Im Alter gelten wie bei Frauen die Möglichkeiten zur Prävention der proximalen Femurfrakturen durch Calcium/Vitamin-D-Substitution und Sturzprophylaxe.

Literatur

1 Ringe JD. Osteoporose. Postmenopausale Osteoporose, Senile Osteoporose, Sekundäre Osteoporose, Osteoporose des Mannes. Georg Thieme Verlag, Stuttgart – New York, 1995

2 Ringe JD, Dorst AJ, Faber H. Osteoporosis in men – Clinical assessment of 400 patients and 205 controls by risk factor analysis, densitometry, and x-ray findings. Osteologie 1997; 6: 81 – 86

89 Können Bisphosphonate auch bei Männern gegeben werden?

Kurzantwort: Formal ist diese Substanzgruppe für die Therapie der Osteoporose bei Männern noch nicht vom Bundesinstitut für Arzneimittel und Medizinprodukte zugelassen. Es liegen aber gut dokumentierte positive Therapieerfahrungen insbesondere mit Alendronat vor.

Detaillierte Antwort: In den USA ist eine 2-Jahres-Studie mit täglich 10 mg Alendronat an 241 Männern durchgeführt worden. Die Ergebnisse wurden auf verschiedenen Kongressen vorgestellt und zeigen einen vergleichbaren Effekt auf Knochendichteverlauf an der LWS und proximalem Femur wie bei Frauen. Die Frakturzahlen zeigen einen deutlich positiven Trend für die Bisphosphonat-Therapie an. Die Befunde decken sich mit eigenen ebenfalls zweijährigen Therapieerfahrungen mit der gleichen Substanz.

Es gibt unseres Erachtens keinen Grund, Männern diese Therapie vorzuenthalten, bis die spezielle Zulassung erfolgt ist. Wir gehen davon aus, daß andere Bisphosphonate wie Etidronat, Risedronat und Ibandronat jeweils in adäquater Dosierung ebenfalls positive therapeutische Effekte bei Männern mit primären Osteoporosen oder z.B. Corticoid-induzierter Osteoporose ergeben werden.

90 Hat sich eine Hormonsubstitution, z.B. mit Testosteron, auch bei der Osteoporose der Männer bewährt? Wenn ja, welche?

Kurzantwort: Eine Hormonsubstitution mit Androgenen zur Prävention der männlichen Osteoporose ist ungezielt nicht vertretbar. Bei männlichem Hypogonadismus sind positive Effekte im Sinne einer Vorbeugung und Therapie beschrieben.

Detaillierte Antwort: Die Diskussion, ob „alternden Männern“ mit progredient nachlassender Hodenfunktion zur Osteoporose-Prävention und Besserung anderer Altersphänomene Androgene gegeben werden sollten, wird z.Z. sehr lebhaft diskutiert. Sorge machen unerwünschte Effekte auf den Lipidstoffwechsel mit Begünstigung einer Arteriosklerose und das okkulte Prostatakarzinom.

Bei nachgewiesenen sekundären Osteoporosen, die eindeutig auf einen männlichen Hypogonadismus bezogen werden können, ist dagegen der Nutzen einer Androgen-Substitution unumstritten. In Frage kommt die Injektion von Testoviron-Depot (z.B. 250 mg alle 2–3 Wochen i.m.). Mit oralen Testosterongaben wird keine adäquate Substitution erreicht (z.B. Proviron-25, 3 × 1 Tabl.). Testosteron kann neuerdings auch transdermal appliziert werden (z.B. Androderm-Pflaster à 2,5 mg, je ein Pflaster für 24 Stunden). Durch letzteres werden gleichmäßigere Testosteronspiegel erreicht als durch die intermittierende i.m. Therapie.

Verschiedene kleinere Studien zeigen positive Effekte auf die Knochendichtewerte an LWS und Femur.

Zusatzinformation: In Großbritannien erfolgt z.Z. eine größere Studie mit Androgenen bei eugonadalen Männern mit manifester primärer Osteoporose. Die vorläufigen Therapieergebnisse werden als sehr positiv beschrieben. Die Zunahmeraten an Knochendichte korrelieren mit den bei diesen Patienten gemessenen Östrogenspiegeln, d.h. die Konversion der Androgene zu Östrogen ist offenbar sehr wichtig. Ernste Nebenwirkungen wurden bisher nicht beobachtet. Abschluß und Publikation dieser Studie sollten abgewartet werden.

91 Gibt es Erfahrung mit der Fluoridtherapie bei Männern mit primärer Osteoporose?

Kurzantwort: Ein signifikanter Anstieg der Knochendichtewerte und eine Reduktion neu auftretender Wirbelkörperfrakturen konnte in einer Studie an 64 Patienten erzielt werden.

Detaillierte Antwort: In zahlreichen älteren Fluorid-Therapiestudien waren einzelne männliche primäre Osteoporosefälle eingeschlossen gewesen. Diese hatten, unabhängig ob mit Natriumfluorid oder Monofluorphosphat therapiert wurde, stets signifikante Anstiegsraten besonders an der Lendenwirbelsäule gezeigt, d.h. nicht anders als weibliche Osteoporosefälle auf die Therapie angesprochen (1). Auch in einzelnen Fluoridanwendungen bei Corticoidosteoporose waren Männer eingeschlossen und zeigten eine positive Therapieresponse (2).

Die bislang größte prospektive Untersuchung wurde von unserer Arbeitsgruppe an 64 Männern mit primärer Osteoporose (mittleres Alter 52 Jahre) mit signifikanter Osteopenie (T-Score LWS im Mittel – 2,75) durchgeführt. Alle Patienten hatten zu Beginn noch keine Wirbelkörperfrakturen. Die angewandte Fluoriddosis entsprach 15 mg Fluoridionen pro Tag und wurde jeden 4. Monat ausgesetzt. Kontinuierlich wurden dagegen 1000 mg Calcium gegeben. Nach 3 Jahren war die Knochendichte an der LWS im Durchschnitt um 8,9%, am Oberschenkelhals um 1,9% und am distalen Radius um 7,7% angestiegen. Die im Verlauf beobachteten neuen Wirbelfrakturen, ausgedrückt als Frakturereignisse pro 100 Patientenjahre, betrugen in der Fluorid/Calciumgruppe 4,9, in der Calcium-Monotherapiegruppe 20,5 ($p < 0{,}008$).

Diese in der Zeitschrift Osteoporosis International veröffentlichten Daten (3) sind sehr ermutigend und sollten durch weitere Studien oder auch Kasuistiken untermauert werden.

Literatur

1 Ringe JD: Stimulators of bone formation for the treatment of osteoporosis. In: Meunier PJ (Ed): Osteoporosis: Diagnosis and management. Martin Dunitz, London, 1997, pp.131 – 148

2 Meys E, Terraux-Duvert F, Beaume-Six T, Dureau G, Meunier PJ: Bone loss after cardiac transplantation: effects of calcium, calcidiol and monofluorophosphate. Osteoporosis Int. 1993; 3: 1 – 8

3 Ringe JD, Dorst A, Kipshoven C, Rovati LC, Setnikar I. Avoidance of vertebral fractures in men with idiopathic osteoporosis by a three year therapy with calcium and low-dose intermittent monofluorophosphate. Osteoporosis Int 1998; 8: 47 – 52

Sekundäre Osteoporosen und Sonderfälle

92 Ab welcher Behandlungsdosis oder -dauer ist bei verschiedenen oralen Corticosteroiden eine Osteoporose-Induktion zu befürchten?

Kurzantwort: Eine Schwellendosis und -dauer des Osteoporoserisikos bei oraler Corticoid-Langzeittherapie läßt sich nicht definieren.

Detaillierte Antwort: Bezüglich der Corticoid-Schwellendosis, die mit erhöhtem Osteoporoserisiko einhergeht, finden sich in der Literatur sehr verschiedene Angaben zwischen 5 bis 15 mg Prednisolon-Tagesdosis. Meist wird die Meinung vertreten, daß Dosen unter 7,5 mg relativ harmlos seien. Diese Auffassung orientiert sich jedoch eher an den verfügbaren Tablettenstärken als an der biologischen Wahrheit. Vermutlich wird auch bei Langzeittherapie mit 4 bis 5 mg Osteoporose induziert.

In vielen Studien korreliert die Knochendichte mit der kumulativen Corticoiddosis und der Anwendungsdauer. Es wurde gezeigt, daß bei Applikation der Corticoide an jedem zweiten Tag das Osteoporoserisiko nicht gesenkt wird. Topische Corticoidanwendungen jeder Art haben sicher ein geringeres Osteoporoserisiko als die orale Dauertherapie. Auch intermittierend hoch dosierte Bolustherapien schlagen vermutlich nicht so zu Buche wie die kontinuierliche Therapie im Niedrigdosisbereich. Allerdings ist hierbei das Risiko aseptischer Knochennekrosen erhöht.

Bezüglich der Dauer gilt, daß im ersten Halbjahr am meisten Knochen verloren gehen soll. Meist beinhaltet diese Zeit die relativ hohe Erstdosierung bis zur Reduktion auf eine niedrige Erhaltungstherapie. Auch eine dreimonatige Corticoidanwendung muss daher bereits als knochenschädigend eingestuft werden.

Zusatzinformation: Hauptproblem bei dieser Diskussion ist, daß in der Regel die Knochendichte nicht zu Beginn einer Corticoid-Langzeittherapie gemessen wird. Es bleibt also offen, ob ein Patient mit sehr guter Knochenmasse oder bereits deutlicher Osteopenie gestartet ist. Die Bezugnahme zur nachfolgenden Dosis und Dauer ist somit problematisch. Generell ist zu einer initialen Knochendichtemessung zu raten.

93 Wie sicher kann eine Osteoporose verhindert werden unter laufender Corticoidmedikation?

Kurzantwort: Ein breites Spektrum von hochwirksamen Medikamenten steht heute zur Verfügung, welches bei frühem Einsatz die Entwicklung einer Corticoid-Osteoporose verzögern oder verhindern kann.

Detaillierte Antwort: Von den geschätzten 500 000 Patienten, die in Deutschland eine Langzeittherapie mit Corticoiden bekommen, erhalten nur etwa 10% gleich von Beginn an eine osteoprotektive Therapie, d.h. bei 90% wird die Chance einer Osteoporosevermeidung verpaßt und oft erst bei Rückenschmerzen, deutlicher Osteopenie oder Frakturen therapiert.

Die Osteoporose bei Corticoidpatienten ist komplexe Pathogenese. Sie hängt immer auch von der Grunderkrankung, weiteren potentiell osteotoxischen Medikamenten (z.B. Methotrexat, Cyclosporin) und weiteren individuellen Risikofaktoren ab. Von daher ist die sorgfältige Analyse möglicher Co-Risikofaktoren und die Messung der Knochendichte zu Beginn der Corticoid-Medikation ganz entscheidend für die Strategie der Osteoporoseprävention.

Die möglichen Interventionsstrategien können vereinfacht folgendermaßen skizziert werden:

1. *Normale oder hochnormale Knochendichte* (T-Score +2,0 bis −1,0) keine wesentlichen Begleitrisikofaktoren:
   Calciumreiche Ernährung, Gymnastikprogramm, evtl. Calcium/Vitamin-D-Supplemente.
2. *Osteopenie* (T-Score −1,0 bis −2,5) zusätzliche Risikofaktoren:
   Calcium/Vitamin-D-Supplemente, bei postmenopausalen Frauen Hormonsubstitution, alternativ und bei Männern Alfacalcidol, Calcitonin Nasalspray, Alendronat 5 mg.
3. *Bereits Osteoporose* (T-Score < −2,5):
   Konsequente spezifische Therapie, z.B. Bisphosphonate oral oder i.v. plus Calcium/Vitamin D, Fluorid plus Calcium/Vitamin D, Alfacalcidol plus 500 mg Calcium.

Die jeweilige Behandlungsentscheidung wird zusätzlich durch die Höhe der nötigen Corticoiddosen beeinflußt. Kontrollen der Knochendichte können jederzeit bei Nichtansprechen zu einer Intensivierung der Behandlung führen. Bei Ausschöpfung aller Möglichkeiten, evtl. auch kombinierter Therapieschemata, ist nach unserer Erfahrung die Corticoid-Osteoporose weitgehend vermeidbar.

94 Ist Calcium/Vitamin D kontraindiziert bei Sarkoidose, die ja mit Corticoiden behandelt wird ?

Kurzantwort: Nur bei Patienten mit hoch normalen bis eindeutig erhöhten Serum-Calciumspiegeln.

Detaillierte Antwort: Die Frage bezieht sich auf das bekannte Phänomen, daß bei einem Teil der Sarkoidosefälle (ca. 10 – 15 %) Hyperkalzämien auftreten. Die Ursache dieser Hypercalzämie wurde inzwischen geklärt. In den Boeck-Granulomen findet eine extrarenale Aktivierung von 25-Hydroxy-Vitamin D zu 1,25-Dihydroxy-Vitamin D statt. Dies wird auch bei anderen granulomatösen Erkrankungen in Einzelfällen beobachtet (z. B. Tuberkulose, Berylliose, Fremdkörpergranulome z. B. auf Silikonimplantaten).

Da eine basale Calcium/Vitamin-D-Substitution zur Bekämpfung der Corticoid-Osteoporose wichtig ist, sollte unseres Erachtens nicht bei allen Sarkoidosefällen wegen der relativ geringen Gefahr der Hyperkalzämie auf diese Substitution verzichtet werden.

Folgende praktische Empfehlungen können gegeben werden:
- Erste Voraussetzung ist ein normaler Serum-Calciumspiegel (< 2,6 mmol/l).
- Bei hochnormalen Grenzwerten mit halbierten Calcium/Vitamin-D-Dosierungen beginnen (z. B. 400 IE Vitamin D plus 600 mg Calcium).
- Nach 2 – 3 Wochen Substitution und danach evtl. in größeren Abständen Serum-Calcium kontrollieren.

Beachte: Bei Sarkoidose-Patienten kann nach einer stärkeren Sonnenexposition eine Hypercalzämie apparent werden, d. h. Jahreszeit und Sonnenexposition sind gegebenenfalls zu berücksichtigen.

95 Wie sehen Prävention und Therapie aus bei kindlichen und jugendlichen Asthmapatienten unter Corticoidtherapie?

Kurzantwort: Ausschöpfung aller Möglichkeiten der Basistherapie, Einsatz spezifischer pharmakologischer Therapeutika nur in sehr schweren Fällen.

Detaillierte Antwort:

Prävention der Corticoidosteoporose im Kindes- und Jugendalter:

1. Calciumreiche Ernährung, tägliches Gymnastikprogramm, Reduktion der Corticoide auf unterste vertretbare Dosis. Orale Supplementation von Calcium und Vitamin D (z. B. 500 – 1000 IE Vitamin D und 500 – 1000 mg Calcium/Tag, je nach Größe und Gewicht).
2. Kontrolle der Knochendichte je nach Corticoiddosis nach ½ bis 1 Jahr. Bei deutlichem Verlust trotz der basistherapeutischen Maßnahmen zusätzlich Lachs-Calcitonin-Nasalspray 200 IE pro Tag für 3 – 6 Monate. Eventuell Umstellung auf inhalative Corticoide.

Therapie der Corticoidosteoporose im Kindes- und Jugendalter:

1. Bei signifikanter Knochendichteminderung an Lendenwirbelsäule und/oder Femur mit oder ohne Frakturen Basistherapie (s. o.) sowie zunächst antiresorptive Therapie mit Lachs-Calcitonin 50 IE subcutan oder 200 IE nasal. Das Peptidhormon wird rasch im Organismus abgebaut und nicht im Skelett deponiert.
2. Falls die Osteoporose unter diesen Maßnahmen progredient ist, muß auch bei Kindern oder Jugendlichen ein orales oder intravenöses Bisphosphonat eingesetzt werden. Erste Daten mit Bisphosphonaten bei Kindern sind sehr ermutigend. Über Spätfolgen der Bisphosphonate im wachsenden kindlichen Skelett gibt es allerdings kaum Erfahrungen, so daß diese Therapie tatsächlich sehr ernsten Fällen vorbehalten werden sollte.

96 Ist eine Calciumbehandlung bei Kindern erforderlich und wenn ja, wann?

Kurzantwort: Eine regelmäßige optimale Calciumzufuhr im Kindesalter durch die Nahrung oder ggf. durch Supplemente begünstigt eine normale Skelettentwicklung und die Ausprägung einer hohen Peak Bone Mass im jungen Erwachsenenalter.

Detaillierte Antwort: In verschiedenen epidemiologischen Untersuchungen konnte für Kinder eindeutig eine positive Korrelation zwischen durchschnittlicher nutritiver Calciumzufuhr und Knochenmasse festgestellt werden. Da Milch und Milchprodukte mit Abstand die ergiebigsten Calciumquellen darstellen, sollten Kinder zu reichlichem Konsum dieser Lebensmittel angehalten werden. Die früher überall übliche Einrichtung von „Schulmilch" in den Pausen war eine sehr gute Osteoporose-Präventionsmaßnahme, die leider sehr stark zurückgegangen ist. Die von Kindern gern getrunkenen Colagetränke bewirken wegen ihres sehr hohen Phosphatgehaltes das Gegenteil. Durch enterale Calciumbindung wird das Osteoporoserisiko erhöht (vgl. Frage 11).

Die tägliche Calciumzufuhr bei Kindern und Jugendlichen sollte 500 – 1000 mg pro Tag betragen. Größere Mengen sind unschädlich, da bei höherer Zufuhr die enterale Resorption nachläßt und Überschußmengen fäkal und renal problemlos ausgeschieden werden.

Bei Kindern, die aufgrund von gastrointestinalen Erkrankungen (z. B. Zöliakie, Morbus Crohn) wenig Milchprodukte aufnehmen, sollten Calcium- oder Calcium/Vitamin-D-Supplemente zugeführt werden. Durch die gleichzeitige Vitamin-D-Gabe wird das angebotene Calcium besser enteral resorbiert. In schweren Fällen von Zöliakie ist eine parenterale Vitamin-D-Therapie angezeigt.

Wichtig ist auch die Supplementation mit Calcium oder Calcium/Vitamin D bei Kindern mit Milchaversion und angeblicher oder tatsächliche Laktoseintoleranz oder Milcheiweißallergie.

Selbstverständlich ist neben der Calciumzufuhr die Bewegung im Kindesalter eine zweite wichtige Determinante für eine optimale Skelettentwicklung.

97 Notwendigkeit und Form der Therapie der Immobilitätsosteoporose beim Querschnittsgelähmten ?

Kurzantwort: Durch eine osteoklastenhemmende Calcitonin- oder Bisphosphonat-Therapie kann der nach Querschnittssyndrom akut einsetzende, dramatische Knochenabbau verhindert werden.

Detaillierte Antwort: Die systemische sekundäre Osteoporose, die je nach Höhe der Rückenmarksläsion die untere Körperhälfte oder aber auch Beine, Rumpf und Arme betreffen kann, ist ein besonders eindrucksvolles und trauriges Modell einer akuten Immobilitätsosteoporose. Trotz der nicht geringen Zahl der Betroffenen gibt es wenig prospektive densitometrische Untersuchungen und Interventionsstudien. Von Untersuchungen der Knochendichte am Calcaneus bei Astronauten aus den 70er Jahren und von Studien an Probanden, die nach mehrwöchiger Bettruhe im Auftrag der NASA gemessen wurden, ist bekannt, daß innerhalb weniger Wochen Knochendichteverluste zwischen 20 und 40% auftreten können. Bei Querschnittsgelähmten wurden ähnliche Befunde erhoben, wobei der Hauptverlust im ersten Halbjahr nach Trauma auftreten soll.

Studien von Minaire aus St. Etienne in den 80er Jahren hatten ergeben, daß durch tägliche Injektionen von 100 IE Lachs-Calcitonin über 6 Monate dieser rasche Abbau gehemmt werden kann (1).

Systematische Untersuchungen mit Bisphosphonaten sind uns nicht bekannt. Aufgrund der starken antiresorptiven Potenz dürfte eine orale Therapie mit Alendronat oder Risedronat sehr effektiv sein. Sehr interessant wäre auch der Versuch, durch eine hoch dosierte Infusion von z.B. Ibandronat wenige Tage nach dem Unfall langanhaltend den Knochenabbau zu bremsen.

Die Notwendigkeit einer präventiven Bekämpfung der Immobilitätsosteoporose ergibt sich aus der Tatsache, daß Querschnittsgelähmte heute bei optimaler Pflege sehr lange Überlebenschancen haben und Frakturen insbesondere der unteren Körperhälfte zu erheblicher Morbidität führen können.

Literatur

1 Minaire P, Depassio J, Meunier P, Edouard C, Caulin F, Pilochery G, Julien DA: Treatment of active osteoporosis due to paraplegia with calcitonin. Calcif Tiss Int 1983; Suppl. 35, 259

98 Osteoporose durch Schilddrüsenhormone: Was ist zu tun?

Kurzantwort: Durch frühes Erkennen und Behandeln von Hyperthyreosen und Vermeiden zu hoher Dosierungen bei Substitution der Schilddrüsenhormone können mögliche skelettale Schäden vermieden werden.

Detaillierte Antwort: Sekundäre Osteoporosen, die monoätiologisch durch einen Schilddrüsenhormon verursachten high turnover des Knochenumbaus ausgelöst worden sind, kommen heute praktisch nicht mehr vor.

In der Vergangenheit wurden einzelne Fälle mitgeteilt, bei denen eine langzeitig unentdeckte Hyperthyreose zur Osteoporose geführt haben soll (oder waren es Frauen, deren postmenopausale Osteopenie durch eine Hyperthyreose einen zusätzlichen Schub bekam?).

Wir haben relevante Osteoporosen, verursacht durch eine endogene oder exogene Hyperthyreose, praktisch nicht gesehen. In Einzelfällen polyätiologischer sekundärer Osteoporosen war Schilddrüsenhormonexzeß ein möglicher pathogenetischer Teilfaktor.

Da jedoch postmenopausale präklinische Osteoporosen sehr häufig sind, kann eine nicht adäquat therapierte Hyperthyreose oder eine überdosierte Thyroxinmedikation durchaus als Auslöser einer manifesten Osteoporose in Frage kommen. Daher sollte bei entsprechenden Verdachtsfällen die Knochendichte gemessen werden, um neben Beseitigung der endogen oder iatrogenen Hyperthyreose eine dem Fall angepaßte osteoprotektive Therapie einleiten zu können.

Am ehesten besteht ein Osteoporoserisiko bei Patienten, die nach Schildrüsencarcinom relativ hochdosiert mit Thyroxin substituiert werden müssen.

99 Welchen Wert besitzt Calcitonin in der Therapie des Morbus Sudeck?

Kurzantwort: Beim frühen Einsatz kann die tägliche subkutane Injektion von 100 IE Lachs-Calcitonin die subjektiven Beschwerden rasch bessern und die Abheilung des lokalisiert-knochenatrophischen Prozesses begünstigen.

Detaillierte Antwort: Das Sudeck-Syndrom ist eine nicht seltene und stets den Patienten erheblich beeinträchtigende Komplikation in der Traumatologie. Typisch sind Schmerzen und dystrophe Veränderungen der Haut und Knochen in der befallenen Region („Algodystrophie") mit starker Mobilitätseinschränkung.

Physikalische Therapie, analgetisch-antiphlogistische Therapie, Sympathikusblockaden und Corticoide wurden in der Vergangenheit mit nur geringem Erfolg angewandt. Die Calcitonintherapie hat hier einen therapeutischen Durchbruch gebracht. Die guten Therapieergebnisse wurden durch spezifische Osteoklastenhemmung und zusätzlich durch analgetische und vaskuläre Effekte erklärt. Bei Frühdiagnose des sich anbahnenden Sudeck-Syndroms sind die Therapieergebnisse am besten. In Spätstadien ist die Rate der Nonresponder auf Calcitonin, aber auch auf alle anderen therapeutischen Bemühungen relativ hoch.

In den letzten Jahren wurden zunehmend auch orale oder intravenöse Bisphosphonate beim Sudeck-Syndrom eingesetzt. Auf der Basis von Fallbeobachtungen sollen Bisphosphonate dem Calcitonin sogar überlegen sein. Kontrollierte Studien wurden bislang leider nicht durchgeführt.

100 Welche Therapie kann für die transitorische Osteoporose im Hüftbereich empfohlen werden?

Kurzantwort: Obwohl diese seltene lokalisierte Osteoporoseform fast immer im Sinne einer Spontanremission ausheilt, kann eine Bisphosphonat-Therapie empfohlen werden. Die Beschwerden werden gemildert und die Abheilung beschleunigt.

Detaillierte Antwort: Die transitorische circumskripte Osteoporose betrifft am häufigsten die Hüftregion (meist Femurkopf und -hals), seltener andere skelettale Regionen. Die Ätiopathogenese ist unklar. Ähnliche Pathomechanismen wie beim Sudeck-Syndrom (u. a. neurovaskuläre Störungen) werden diskutiert. Ein vorausgehendes Trauma ist oft nicht zu eruieren. Relativ häufig kommt das Syndrom im Zusammenhang mit einer Schwangerschaft zur Beobachtung. Typisch sind heftige einseitige Hüftschmerzen.

Diagnostisch wegweisend ist die MRT-Aufnahme mit lokalisiert scharf begrenztem Knochenmarködem. Später kann im Nativröntgenbild eine lokalisierte Osteoporose durch Seitenvergleich erkannt werden.

Wie der Name sagt, ist die Erkrankung selbst limitierend und heilt auch ohne Therapie aus. Dennoch sind bei meist starken Schmerzen eine analgetisch-antiphlogistische Therapie und vorübergehende Entlastung durch Gehhilfen angezeigt. Ähnlich wie beim Sudeck-Syndrom kann die subjektive Besserung und Abheilung durch Calcitonin oder neuerdings zunehmend auch durch Bisphosphonate erheblich beschleunigt werden.

Sachverzeichnis